Ayushi Gupta
Suraj Singh
Rahul Srivastava

Fumar: Poisonous Haze

Ayushi Gupta
Suraj Singh
Rahul Srivastava

Fumar: Poisonous Haze

ScienciaScripts

Imprint

Cover image: www.ingimage.com

This book is a translation from the original published under ISBN 978-3-659-80300-0.

Publisher:
Sciencia Scripts
is a trademark of
Dodo Books Indian Ocean Ltd. and OmniScriptum S.R.L publishing group

120 High Road, East Finchley, London, N2 9ED, United Kingdom
Str. Armeneasca 28/1, office 1, Chisinau MD-2012, Republic of Moldova, Europe
Printed at: see last page
ISBN: 978-620-8-06203-3

ÍNDICE

RECONHECIMENTO

Dedico este livro a todos os meus professores, desde a pré-escola até à data, e em especial à minha primeira professora, "A minha mãe, Sra. Shashi Gupta", "O meu pai, Sr. Uday Gupta" e "A minha irmã, Sra. Anushika Gupta". Anushika Gupta". Um agradecimento especial ao "Meu Guia, Meu Mentor - Dr. Rahul Srivastava Sir" e ao "Meu Colégio - Rama Dental College, Hospital and Research Centre". É o seu trabalho árduo que hoje se reflecte em mim. Agradecer-lhes seria muito pouco, o gesto não pode ser definido em palavras..........

CAPÍTULO 1. INTRODUÇÃO

"Um fumador tem uma ligação estranha e maravilhosa com o seu cigarro. Ele/ela ama os seus cigarros tanto quanto os odeia."

- Dr. Sajeela Maini

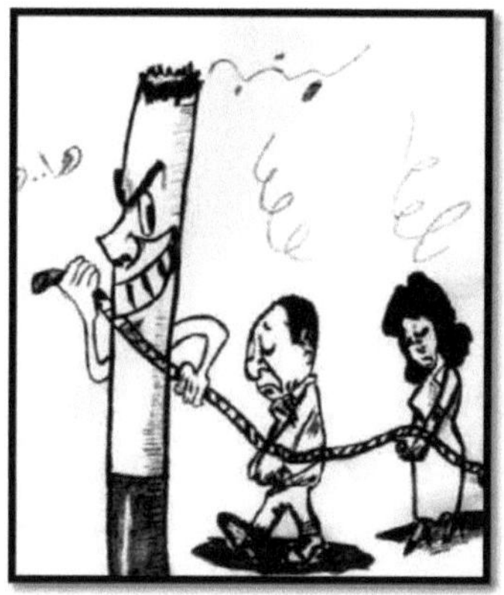

Fumar hoje pode custar-lhe caro no futuro.

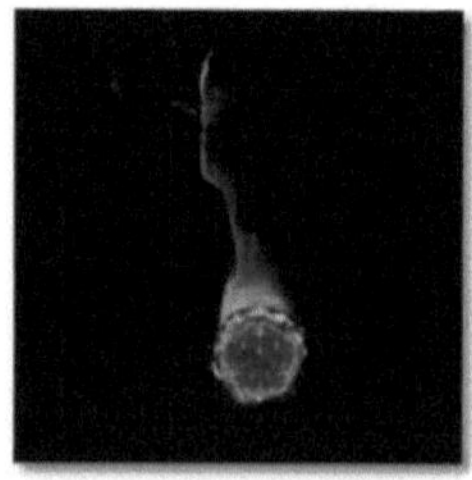

"Desculpe, tem um isqueiro?" Da próxima vez que um homem ou uma mulher fizerem esta pergunta, por favor não os apoie a dar esta

baforada venenosa. Com este pequeno esforço, talvez consiga dizer-lhes que já é altura de deixarem de fumar, se não por eles próprios, então pelos seus entes queridos.

Mesmo quando o fumador ativo está cansado e se rendeu, a névoa venenosa leva a sua batalha e continua a luta com a saúde de um fumador passivo.

O TABACO, um milagre botânico que não só tira a vida ao seu dono como também deixa a terra estéril após o seu cultivo. Que maior prova pode ser dada de que uma planta tão perigosa, como poderia, de qualquer forma, ser útil a alguém. O ingrediente não só engole o fumador, mas é também um necrófago para os trabalhadores envolvidos no seu fabrico. O fumo do tabaco, a névoa venenosa, é uma combinação de mais de 7000 substâncias químicas, a maior parte das quais são direta ou indiretamente venenosas por natureza, tanto para os fumadores activos como para os passivos. Estas substâncias assassinas são rapidamente absorvidas pelos pulmões, passando para o sangue e para as artérias e, finalmente, absorvidas por todas as outras células do corpo, produzindo inflamação e danos irreversíveis. O corpo, sempre que exposto a estes componentes, esforça-se por reparar os danos causados. Mas os ataques constantes deixam o corpo desamparado no final do dia. Assim, a névoa venenosa aumenta o risco de desenvolver doenças como o cancro dos pulmões, da cavidade oral, da faringe, da laringe, do esófago, etc. A gravidade do risco depende basicamente do tempo de exposição do fumador passivo à névoa venenosa, em relação direta. O fumador ativo provoca, consciente ou inconscientemente, efeitos nocivos nas mulheres grávidas e nos seus fetos, nos doentes cardíacos e nos doentes que sofrem de várias doenças respiratórias e imunitárias. A névoa assim absorvida pelos fumadores passivos é a combinação nociva do fumo exalado pelos fumadores activos e do fumo libertado diretamente do tabaco em combustão.

Fumar passivamente significa respirar o fumo do tabaco de outras pessoas. O fumo passivo é o poluente comum em interiores de casas, o que faz do tabagismo passivo um grave risco para a saúde tanto dos fumadores activos como dos passivos.

A névoa assim formada pelo fumo do tabaco espalha-se por toda a casa, pairando no ar em vez de se dispersar, mesmo que as portas, janelas e ventiladores estejam abertos. O fumo quente sobe, mas o fumo do tabaco arrefece rapidamente, o que impede a sua subida. Uma vez que o fumo é mais pesado do que o ar, o fumo começa a descer. Quase 85% do fumo do tabaco é invisível e as partículas de fumo podem também acumular-se nas superfícies e no vestuário, embora o seu impacto não seja claro. Uma pessoa que fume muito dentro de casa provoca uma nuvem de fumo baixa e permanente que os outros habitantes da casa não têm *outra alternativa senão* respirar.

Na maioria dos casos, os dados relatados para os níveis químicos na corrente principal de fumaça foram obtidos sob condições padrão de fumo descritas pela U.S. Federal Trade Commission (FTC) e pela International Organization for Standardization (ISO). Estas condições padrão são: volume de tragada de 35 mililitros (mL), duração da tragada de dois segundos, frequência de tragada de um minuto e comprimento da ponta definido como 23 milímetros (mm) para cigarros sem filtro ou o comprimento do papel de filtro mais 3 mm.

A intensidade dos danos causados pela névoa tóxica está direta ou indiretamente relacionada com vários factores, como o número de horas de exposição por dia, a proximidade do fumador ou fumadores activos, o número de fumadores activos presentes em casa ou no local de trabalho, etc., e a dimensão da ventilação na divisão onde se encontram os fumadores activos e os fumadores passivos.

Fumar cigarros pode matar-nos. Este relatório é importante porque revela novas descobertas científicas sobre o quão mortíferos são os cigarros e a rapidez com que podem danificar o nosso corpo. Esta nova investigação também sugere que as empresas de tabaco alteraram os cigarros para os tornar mais viciantes.

PARECER DAS AUTORIDADES DE SAÚDE PÚBLICA

Existe um consenso científico generalizado de que a exposição ao fumo passivo é prejudicial. A relação entre o tabagismo passivo e os riscos para a saúde é aceite por todas as principais organizações médicas e científicas, incluindo:

- A Organização Mundial de Saúde: Os governos de 168 nações assinaram e atualmente 174 ratificaram a Convenção-Quadro da Organização Mundial de Saúde para o Controlo do Tabaco, que afirma que "as Partes reconhecem que as provas científicas estabeleceram inequivocamente que a exposição ao fumo do tabaco causa morte, doença e incapacidade".
- Os Institutos Nacionais de Saúde dos EUA
- Os Centros de Controlo de Doenças
- O Cirurgião Geral dos Estados Unidos
- Instituto Nacional do Cancro dos EUA
- A Agência de Proteção Ambiental dos Estados Unidos

- A Agência de Proteção Ambiental da Califórnia
- A Associação Americana do Coração, a Associação Americana do Pulmão e a Sociedade Americana do Cancro
- A Associação Médica Americana
- A Academia Americana de Pediatria
- O Conselho Nacional de Saúde e Investigação Médica da Austrália
- Comité Científico do Tabaco e da Saúde do Reino Unido

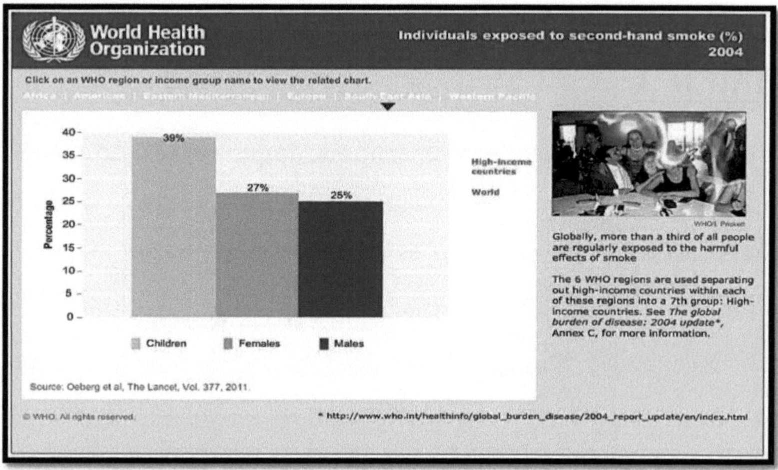

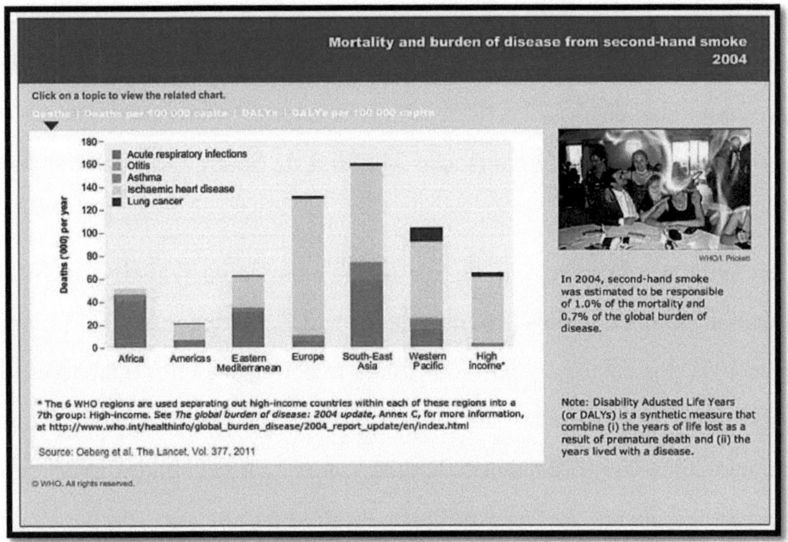

Os cigarros são mortais.

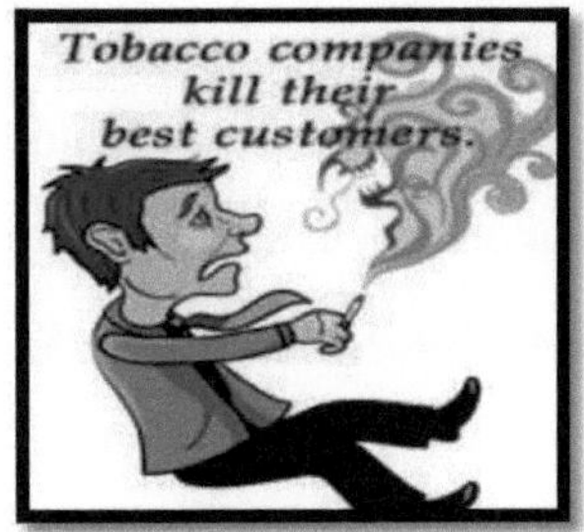

A AMEAÇA ECONÓMICA DO TABAGISMO PASSIVO

Para além de um grande e crescente encargo para a saúde, a exposição ao fumo passivo também impõe encargos económicos aos indivíduos e aos países, tanto pelos custos dos cuidados de saúde diretos como pelos custos indirectos da redução da produtividade. Só nos Estados Unidos, a exposição ao fumo passivo custa cerca de 5 mil milhões de dólares americanos por ano em custos médicos diretos e outros 5 mil milhões de dólares americanos em custos indirectos causados por perdas de produtividade decorrentes de salários perdidos devido a incapacidade e morte prematura. A Organização Mundial de Saúde Ocupacional dos EUA

Em 1994, a Administração de Segurança e Saúde no Trabalho estimou que o ar puro aumenta a produtividade em 3%. Vários estudos estimam que 10% dos custos económicos totais relacionados com o tabaco são atribuíveis à exposição ao fumo passivo. Os custos económicos relacionados com o consumo de tabaco nos Estados Unidos totalizam aproximadamente 193 mil milhões de dólares por ano (despesas de saúde atribuíveis ao tabagismo de 96 mil milhões de dólares e perdas de produtividade de 97 mil milhões de dólares). Foram realizados estudos económicos sobre os custos do consumo de tabaco em alguns outros países, mas na maioria dos casos estes não avaliam os custos especificamente relacionados com a exposição ao fumo passivo. Nos casos em que existem dados, os custos económicos relacionados com a exposição ao fumo passivo noutros países são mais ou menos semelhantes aos dos Estados Unidos. Na China, Região Administrativa Especial de Hong Kong, por exemplo, o custo dos cuidados médicos diretos, dos cuidados a longo prazo e das perdas de produtividade atribuíveis à exposição ao fumo passivo é de aproximadamente 156 milhões de dólares por ano (cerca de 24 dólares per capita, ou 23% do total dos custos relacionados com o tabaco).

CAPÍTULO 2. O QUE É FUMAR?

Fumar é uma prática em que uma substância é queimada e o fumo resultante é inalado para ser saboreado e absorvido pela corrente sanguínea. A substância mais comum são as folhas secas da planta do tabaco que foram enroladas num pequeno quadrado de papel de arroz para criar um pequeno cilindro redondo chamado "cigarro". O tabagismo é praticado principalmente como via de administração para o consumo recreativo de drogas, porque a combustão das folhas secas da planta vaporiza e liberta substâncias activas para os pulmões, onde são rapidamente absorvidas pela corrente sanguínea e atingem os tecidos corporais. No caso do consumo de cigarros, estas substâncias estão contidas numa mistura de partículas de aerossol e gases e incluem o alcaloide farmacologicamente ativo nicotina; a vaporização cria um aerossol e um gás aquecidos que permitem a inalação e a penetração profunda nos pulmões, onde ocorre a absorção das substâncias activas pela corrente sanguínea. Nalgumas culturas, o fumo também é praticado como parte de vários rituais, em que os participantes o utilizam para ajudar a induzir estados de transe que, segundo acreditam, os podem levar à "iluminação espiritual".

Os cigarros são principalmente fabricados industrialmente, mas também podem ser enrolados à mão a partir de tabaco solto e papel de enrolar. Outros utensílios para fumar incluem cachimbos, charutos, bidis, narguilés, vaporizadores e bongos. Foi demonstrado que as doenças relacionadas com o tabagismo matam cerca de metade dos fumadores de longa duração, em comparação com as taxas de mortalidade médias dos não fumadores. Um relatório de 2007 afirma que, todos os anos, cerca de 4,9 milhões de pessoas em todo o mundo morrem devido ao tabagismo.

Fumar é uma das formas mais comuns de consumo recreativo de drogas. O consumo de tabaco é a forma mais popular, sendo praticado por mais de mil milhões de pessoas em todo o mundo, a maioria das quais se encontra nos países em desenvolvimento. As drogas menos comuns para fumar incluem a canábis e o ópio. Algumas das substâncias são classificadas como estupefacientes duros, como a heroína, mas a sua utilização é muito limitada, uma vez que, normalmente, não estão disponíveis comercialmente.

A história do tabaco pode ser datada de 5000 a.C. e foi registada em muitas culturas diferentes em todo o mundo. Os primeiros hábitos de fumar estavam associados a cerimónias religiosas; como oferendas a divindades, em rituais de purificação ou para permitir que os xamãs e sacerdotes alterassem as suas mentes para fins de adivinhação ou iluminação espiritual. Após a exploração e conquista das Américas pelos europeus, a prática de fumar tabaco espalhou-se rapidamente pelo resto do mundo. Em regiões como a Índia e a África Subsariana, fundiu-se com as práticas existentes de fumar (sobretudo canábis). Na Europa, introduziu um novo tipo de atividade social e uma forma de consumo de drogas que até então era desconhecida.

A perceção do tabagismo tem variado ao longo do tempo e de um lugar para outro: sagrado e pecaminoso, sofisticado e vulgar, uma panaceia e um perigo mortal para a saúde. No século XX, o tabagismo passou a ser encarado de uma forma decididamente negativa, especialmente nos países ocidentais. Isto deve-se ao facto de o tabaco estar entre as principais causas de muitas doenças, como o cancro do pulmão, ataques cardíacos, DPOC, disfunção erétil e defeitos congénitos. Os perigos do tabagismo para a saúde levaram muitos países a instituir impostos elevados sobre os produtos do tabaco, a publicar anúncios para desencorajar o consumo, a limitar os anúncios que promovem o consumo e a fornecer ajuda para deixar de fumar àqueles que fumam.

CONDENSADO DE CIGARRO

O condensado do fumo do cigarro é mutagénico numa variedade de sistemas (DeMarini 1983, 2004; IARC 1986,2004). A maioria dos estudos utilizou condensado gerado a partir do fumo de cigarros de referência, como os disponíveis na Universidade de Kentucky, Lexington, Kentucky. Os investigadores que utilizaram o ensaio de mutagenicidade *da* bactéria *Salmonella* relataram que a mutagenicidade média dos condensados de fumo de cigarro preparados a partir do fumo principal dos cigarros comerciais dos EUA e dos cigarros de referência K1R4F não foi significativamente diferente entre os cigarros que representam mais de 70 por cento do mercado dos EUA (Steele et al. 1995). Esses resultados sugerem que esses cigarros de referência são padrões aceitáveis para a mutagenicidade comparativa de condensados de cigarros comprados normalmente nos Estados Unidos. A genotoxicidade de 10 amostras de condensado de fumo de cigarro provenientes de um conjunto diversificado de cigarros (incluindo o cigarro de referência K2R4F) e produzidas em diferentes condições de máquinas de fumar foi estudada em quatro ensaios de curta duração: *o* ensaio de mutagenicidade *de Salmonella* nas estirpes TA98 e YG1041, o ensaio do micronúcleo e o ensaio do cometa em linfócitos de ratinho L5178YTk ± 7.3.2C em células de linfoma de ratinho, e um ensaio de aberrações cromossómicas em células CHO-K1 (DeMarini et al. 2008). Todas as 10 amostras de condensado foram mutagénicas em ambas as estirpes de *Salmonella* e induziram micronúcleos, e 9 amostras induziram danos no ADN ou aberrações cromossómicas. Embora as suas potências mutagénicas em *Salmonella* tenham sido 7 vezes superiores quando expressas em revertentes por grama de condensado, foram 158 vezes superiores quando expressas em revertentes por miligrama de nicotina. A gama de potências genotóxicas dos condensados nos outros ensaios foi semelhante, independentemente da forma como os dados foram expressos. A conclusão geral foi que não havia relação entre as potências genotóxicas dos condensados do fumo do cigarro nos ensaios (DeMarini et al. 2008).

Várias linhas de evidência indicaram que as fontes primárias de atividade mutagénica detectadas no ensaio de *mutagenicidade de Salmonellam* são aminas aromáticas e produtos de pirólise de proteínas de aminas heterocíclicas (IARC 1986). A maior parte desta atividade reside na fração básica ou base/neutra dos condensados, que contém as aminas aromáticas e heterocíclicas. A nível molecular, o espetro de mutação do condensado do fumo do cigarro na estirpe TA98 de *Salmonella* frameshift era idêntico ao da amina heterocíclica Glu-P-1 (DeMarini et al. 1995). Esta constatação sugere que esta classe de compostos é responsável pela maior parte da atividade mutagénica de "frameshift" do condensado de fumo de cigarro detectada na TA98. Uma mutação frameshift é a inserção ou supressão no ADN de um número de nucleótidos que não seja três ou múltiplos de três. Em contraste, a maioria das mutações induzidas pelo condensado do fumo do cigarro na estirpe de substituição de bases TA 100 revelaram ser transversões de GC^TA (78%), que se assemelham mais ao espetro de mutação de B[*a*]P, o PAH modelo (DeMarini et al. 1995). As transversões GC^TA, uma classe comum de substituições de bases encontradas em tumores pulmonares de fumadores, foram também induzidas pelo condensado do fumo do cigarro no locus *HPRT* em células MCL-5 de linfoblastoides B humanas (Krause et al. 1999).

Os resultados do estudo indicaram que a maior parte da capacidade do condensado do fumo do cigarro para induzir a troca de cromátides irmãs (SCE) em células de mamíferos pode residir nas fracções neutras e ácidas/neutras, sugerindo que esta atividade é atribuível aos PAH e aos compostos ácidos, como o catecol, a hidroquinona, os alquilfenóis e o benzaldeído (Jansson et al. 1988).

A nicotina e os seus metabolitos não foram mutagénicos em *Salmonella* e não induziram SCEs em células de mamíferos em cultura, e a nicotina não produziu urina mutagénica em ratos (Doolittle et al. 1995). A combustão do tabaco produziu químicos mutagénicos e o condensado do fumo do cigarro continha uma variedade de agentes que exibiam uma vasta gama de efeitos tóxicos. A variação das quantidades de 300 a 400 ingredientes adicionados a cigarros de teste típicos misturados comercialmente não alterou a mutagenicidade inerente ou a citotoxicidade dos condensados resultantes ou os efeitos tóxicos da inalação do fumo dos cigarros resultantes (Carmines 2002; Baker et al. 2004). Muitos dos produtos de pirólise dos ingredientes do cigarro identificados como "biologicamente ativos" eram compostos voláteis (por exemplo, benzeno, tolueno e estireno) (Baker et al. 2004) e presumivelmente residiriam principalmente na fase gasosa da fumaça do cigarro e não no condensado usado na maioria dos ensaios in vitro.

Danos no ADN

Muitos estudos demonstraram que o fumo de cigarro e o seu condensado podem produzir quebras de cadeia de ADN em roedores, em células de mamíferos em cultura ou em ADN in vitro (IARC 2004). Coletivamente, os resultados destes estudos são consistentes com a clastogenicidade demonstrada (capacidade de quebrar cromossomas) do fumo e condensado de cigarros e do fumo de cigarros em sistemas experimentais e em seres humanos. Vários destes estudos (IARC 2004) indicaram que as espécies reactivas de oxigénio ou azoto podem ser a principal causa das quebras nas cadeias de ADN.

ESTUDOS EM HUMANOS

Mutações HPRT

Em geral, foi demonstrado que o tabagismo aumenta a frequência de mutantes *HPRT* em linfócitos do sangue periférico em aproximadamente 50%. No entanto, os aumentos não atingiram significância estatística em alguns estudos, provavelmente devido à grande variabilidade interindividual (DeMarini 2004). Um aumento das transversões, em particular da GC^TA, foi observado frequentemente entre os fumadores (IARC 2004). No entanto, algumas análises não encontraram qualquer diferença no espetro de mutações na *HPRT* em fumadores e não fumadores (Curry et al. 1999). As transversões GC^TA são a principal classe de substituição de bases induzida por PAHs, e um excesso desta classe de mutação no espetro de mutações *HPRT* em fumadores é consistente com a exposição a PAHs no fumo do cigarro.

Efeito genotóxico em tecidos e fluidos reprodutivos e em filhos de fumadores

Os linfócitos de mulheres grávidas que fumavam cigarros de tabaco ou cigarros de marijuana tinham frequências elevadas de mutantes *HPRT*, conforme determinado pelo ensaio autoradiográfico *HPRT*, e as análises do sangue do cordão umbilical indicaram que os linfócitos dos recém-nascidos também tinham frequências elevadas de mutantes *HPRT* (IARC 2004; DeMarini e Preston 2005). Não foram observadas diferenças nas frequências de mutantes *HPRT* nos linfócitos T de recém-nascidos de fumadores em comparação com os de recém-nascidos de não fumadores, conforme determinado pelo ensaio de clonagem de células T. No entanto, os espectros de mutação destes dois grupos de recém-nascidos diferem significativamente dos espectros dos recém-nascidos de fumadores, que apresentam um aumento das deleções genómicas "ilegítimas" mediadas pela recombinase V(D)J. Estes resultados sugerem uma alteração do espetro de mutações *da HPRT* e um possível aumento da frequência de células mutantes *da HPRT* nos recém-nascidos de mães fumadoras em comparação com os recém-nascidos de mães não fumadoras. Outro estudo referiu que a exposição in utero ao fumo de cigarros também resultou em aumentos das frequências de translocação nos recém-nascidos (Pluth et al. 2000). Outros dados indicam que o facto de a mãe fumar pode levar a quebras de cadeia de ADN nos linfócitos dos recém-nascidos (§arda§ et al. 1995). Os amniócitos de mães fumadoras podem apresentar um aumento de mutações cromossómicas em comparação com os de mães não fumadoras (de la Chica et al. 2005); no entanto, os investigadores levantaram preocupações sobre este estudo, tais como a falta de avaliação da exposição, o pequeno tamanho da amostra e o facto de as aberrações cromossómicas identificadas serem do tipo cromatídico, que é um tipo que pode ter sido formado na placa de Petri durante a cultura e que não estava presente no líquido amniótico inicialmente (DeMarini e Preston 2005).

As análises indicaram que o muco cervical e o líquido amniótico das fumadoras eram mutagénicos e que as células epiteliais cervicais das fumadoras apresentavam frequências mais elevadas de micronúcleos em comparação com as das não fumadoras (IARC 2004). Os resultados também sugerem que o tabagismo pode induzir mutações cromossómicas e danos no ADN do esperma ou dos óvulos dos fumadores. A prova de que o tabagismo induziu danos oxidativos no ADN do esperma foi encontrada em concentrações elevadas de8-OH-dG no ADN do esperma de fumadores em comparação com o de não fumadores (Shen et al. 1997). Além disso, o fluido seminal de homens inférteis fumadores mostrou mais danos oxidativos do que o de homens inférteis não fumadores (Saleh et al. 2002). Consistente com estas observações foi a descoberta de que o esperma de fumadores tinha concentrações mais elevadas de quebras de cadeia de ADN do que o esperma de não fumadores (Potts et al. 1999). Concentrações de adutos de DNA no esperma, medidos pelo ensaio^{32} P- postlabeling também foram maiores entre os fumantes atuais do que entre os não-fumantes ao longo da vida (Horak et al. 2003). Coletivamente, estes dados de estudos em humanos são consistentes com a recente demonstração de que a exposição ao fumo do cigarro por inalação resultou em mutações nas células germinativas em ratos machos (Yauk et al. 2007).

Efeitos citogenéticos

Micronúcleos: Muitos estudos examinaram a influência do tabagismo na frequência de micronúcleos em linfócitos periféricos; os resultados foram mistos (Bonassi et al. 2003). Uma reanálise de dados agrupados de 24 bases de dados do projeto colaborativo internacional Human MicroNucleus mostrou que os fumadores não tinham um aumento global da frequência de micronúcleos nos linfócitos. No entanto, foi encontrado um aumento significativo na frequência de micronúcleos em fumadores pesados (ou seja, os que fumam 30 cigarros ou mais por dia) que não estavam expostos profissionalmente a agentes genotóxicos. Estudos também encontraram frequências elevadas de micronúcleos no epitélio traqueobrônquico de fumadores (Lippman et al. 1990).

Troca de cromátides irmãs: Em contraste com a frequência de micronúcleos, as frequências de SCE nos linfócitos periféricos são geralmente mais elevadas nos fumadores do que nos não fumadores. Numerosos estudos de frequências de SCE em linfócitos periféricos mostraram que o consumo de cigarros induz SCEs, que podem então ser um fator de confusão em estudos ocupacionais (IARC 2004). Os resultados indicaram que, de todos os parâmetros citogenéticos, a SCE é a mais sensível ao efeito do tabagismo.

Aberrações cromossómicas: Os estudos de grandes populações, que utilizaram técnicas de bandagem cromossómica para avaliar aberrações cromossómicas, tiveram resultados mistos. Um estudo relatou que a frequência de aberrações cromossómicas não era aumentada pelo tabagismo (Bender et al. 1988), e outro relatou que o tabagismo causava um aumento de 10 a 20 por cento na frequência *(Mutation Research* 1990). Estudos mais pequenos e aqueles que utilizaram técnicas de citogenética molecular também tiveram resultados mistos; em alguns, o tabagismo aumentou a frequência de aberrações cromossómicas em linfócitos periféricos, e noutros, este achado não foi observado (DeMarini 2004).

As considerações mecanicistas incluem a observação de que os fumadores apresentavam concentrações mais baixas de folato nos glóbulos vermelhos do que os não fumadores, o que pode desempenhar um papel na maior frequência de aberrações cromossómicas detectadas nos fumadores (Chen et al. 1989). Outros estudos concluíram que a exposição de linfócitos periféricos de fumadores a mutagénicos in vitro resultou numa maior frequência de aberrações cromossómicas do que uma exposição semelhante de linfócitos de não fumadores (IARC 2004). Coletivamente, os resultados destes estudos sugerem que as células dos fumadores, especialmente as do sexo masculino, são menos capazes de reparar os danos no ADN e que as concentrações de enzimas de reparação do ADN, os locais frágeis nos cromossomas e as associações teloméricas podem ser afectados por exposições mutagénicas recentes, como o tabagismo (DeMarini 2004). Estes efeitos do tabagismo variavam entre indivíduos e eram influenciados por outras exposições para além do tabagismo.

Um grande estudo internacional demonstrou que uma frequência elevada de aberrações cromossómicas nos linfócitos previa o risco de cancro, independentemente da exposição a agentes cancerígenos, incluindo o fumo de cigarros (Bonassi et al. 2000). No entanto, muitos estudos demonstraram uma associação entre o tabagismo e determinadas alterações genéticas que são preditores específicos de vários tipos de tumores. Por exemplo, os linfócitos dos fumadores apresentavam uma maior frequência de locais frágeis nos cromossomas e metáfases com quebras extensas, bem como uma sobreexpressão de locais frágeis nos pontos de quebra cromossómica associados ao cancro e locais oncogénicos nos cromossomas (Kao-Shan et al. 1987). O tabagismo foi associado à instabilidade cromossómica em linfócitos como um biomarcador de predisposição para lesões orais pré-malignas

(Wu et al. 2002). Além disso, o tabagismo foi associado à sensibilidade dos linfócitos a agentes mutagénicos como preditor de cancro do trato aerodigestivo superior. Uma análise do epitélio brônquico normal, utilizando uma técnica de citogenética molecular, encontrou uma percentagem significativa de trissomia 7 em fumadores de tabaco sem cancro (Lechner et al. 1997). Outro estudo relatou um aumento significativo na perda de heterozigotia envolvendo DNA microssatélite em três sítios cromossómicos específicos contendo genes supressores de tumor putativos no epitélio brônquico histologicamente normal de fumadores de longa data (Mao et al. 1997; Wistuba et al. 1997). A frequência das aberrações cromossómicas foi muito mais elevada nos tumores pulmonares de fumadores (48%) do que nos de não fumadores (11%), sugerindo que o cancro do pulmão nos fumadores resulta de alterações genéticas distintas das dos não fumadores (Sanchez-Cespedes et al. 2001).

Os estudos também associaram alterações no cromossoma 9 em tumores da bexiga ao consumo de tabaco, e as alterações citogenéticas e o consumo de tabaco foram associados ao risco de leucemia e outras síndromes mielodisplásicas (IARC 2004).

Quebras de cadeias de ADN e danos oxidativos. Uma revisão de DeMarini (2004) referiu que os linfócitos, as células bucais e as células uroteliais dos fumadores apresentavam frequências mais elevadas de quebras de cadeias de ADN do que as dos não fumadores, conforme medido pelo ensaio de eletroforese em gel de célula única (cometa), que detecta o ADN quebrado que se separa do ADN nuclear completo quando exposto a uma corrente eléctrica. O dano oxidativo medido pelas concentrações de 7-hidroxi-8-oxo-2'-deoxiguanosina (8-oxo-dG) (um marcador de dano oxidativo) foi elevado em linfócitos e leucócitos, urina e tecido pulmonar de fumadores. Estudos in vitro, incluindo alguns em células humanas, também revelaram que o fumo do cigarro ou os seus componentes induziam danos no ADN ou danos oxidativos. Coletivamente, estes estudos sugerem que o tabagismo induziu danos oxidativos no ADN.

Mutações em tumores associados ao tabagismo.

Numa revisão de estudos em 2004, a IARC observou que o gene *TP53* sofria mutações com maior frequência em tumores pulmonares associados ao tabagismo, e os pormenores desta observação foram revistos extensivamente (Pfeifer et al. 2002; Pfeifer e Hainaut 2003; IARC 2004). As mutações no gene *TP53* eram mais comuns em fumadores do que em não fumadores, e existia uma relação direta entre a frequência das mutações no *TP53* e o número de cigarros fumados. As mutações do TP53 foram encontradas em lesões pré-neoplásicas do pulmão, indicando que se tratava de eventos precoces ligados temporalmente aos danos no ADN provocados pelo tabaco.

Entre as mutações do gene *TP53* em tumores pulmonares de fumadores, 30 por cento eram transversões GC^TA, enquanto apenas 10 por cento das mutações *do TP53* em tumores pulmonares de não fumadores ou noutros tumores eram deste tipo. Os locais em que estas mutações ocorreram no gene *TP53* correspondiam aos locais de aductos de ADN remanescentes depois de as células terem sido expostas a epóxidos de diol de HAP e terem sido submetidas a um período de reparação do ADN (Smith et al. 2000). As mutações nos tumores foram direcionadas para locais CpG metilados nos cromossomas, e verificou-se uma tendência para a maioria das guaninas mutadas das mutações GC→TA se encontrarem na cadeia de ADN não transcrita em tumores pulmonares de fumadores, o que é atribuível à reparação preferencial de aductos de ADN na cadeia transcrita (Yoon et al. 2001).

Foi demonstrado que as mutações no gene *KRAS* (códons 12, 13 ou 61) ocorrem em aproximadamente 30% dos adenocarcinomas pulmonares de fumadores e são principalmente transversões GC^TA, tal como se verifica no gene *TP53* (Gealy et al. 1999). Tal como no gene *TP53*, o local onde se forma a maioria de um tipo específico de aductos PAH no gene *KRAS* (a primeira posição do códão 12) corresponde à posição onde ocorre uma elevada frequência de transversões GC^TA em tumores pulmonares associados ao tabagismo (Tretyakova et al. 2002). À semelhança das mutações *do TP53*, as mutações *do KRAS* ocorreram no início da carcinogénese do pulmão e 66% das mutações no gene *KRAS* em tumores do pulmão associados ao tabagismo eram transversões GC→TA (Keohavong et al. 2001).

Estas observações, juntamente com um número substancialmente maior de dados, sugerem que as mutações *TP53* e *KRAS* nos tumores pulmonares de fumadores se devem aos danos diretos no ADN resultantes dos carcinogéneos presentes no fumo do cigarro, especialmente os HAP (Pfeifer e Hainaut 2003). Os investigadores sugeriram que outros factores, especialmente a seleção, podem também desempenhar um papel no espetro de mutações observado nos tumores pulmonares associados ao tabagismo (Rodin e Rodin 2005).

CITOTOXICIDADE

A citotoxicidade refere-se a uma ação destrutiva específica sobre as células. Foi demonstrado que a citotoxicidade do fumo do cigarro se manifesta sob a forma de várias condições patológicas, incluindo irritação e inflamação, proliferação e hiperplasia celulares, stress oxidativo e danos, e diminuição da função dos órgãos (Andreoli et al. 2003). Estudos demonstraram a presença de agentes citotóxicos nas fases gasosa e particulada do fumo do cigarro, e o HCN e a acroleína foram identificados como agentes citotóxicos específicos na fase gasosa (Thayer e Kensler 1964; Battista 1976a). Na fase particulada, verificou-se que as fracções não voláteis e semivoláteis, especialmente as fracções semivoláteis ácidas e neutras, demonstravam atividade citotóxica (Curvall et al. 1984, 1985; Matsukura et al. 1991).

Os resultados de estudos indicam que a citotoxicidade pode desempenhar um papel em várias doenças crónicas relacionadas com o tabaco, incluindo enfisema, carcinogénese e aterosclerose (Bombick et al. 1998; Andreoli et al. 2003). Por exemplo, pensa-se que a lesão das células do sistema respiratório pelo fumo do cigarro é mediada pela inflamação induzida pelo fumo e pelos danos causados pelos radicais livres (Churg e Cherukupalli 1993). Assim, a utilidade dos ensaios de citotoxicidade in vitro reside na sua capacidade de medir indicadores de lesão celular que podem estar correlacionados com a inflamação ou prever a sua ocorrência (Stratton et al. 2001).

Muitos dos primeiros estudos de citotoxicidade centraram-se nos danos causados a organismos ciliados (paramécios), epitélio branquial de moluscos e traqueia de animais (Wang 1963; Weiss e Weiss 1964; Wynder et al. 1965; Dalhamn 1970; Battista 1976a,b; Donnelly et al. 1981a,b; Curvall et al. 1984), bem como células como adipócitos, macrófagos e linhas de células tumorais humanas (Thayer e Kensler 1964; Thayer 1976a,b; Drath et al. 1981; Curvall et al. 1984, 1985). Os ensaios de ciliatoxicidade medem o tempo de incapacitação das células ciliadas ou o tempo necessário para que as células respiratórias ciliadas transportem partículas inertes quando expostas ao fumo do cigarro. A deterioração da função ciliar e do transporte de muco num sistema respiratório intacto precede a metaplasia do epitélio brônquico. Os ensaios com células isoladas ou em cultura avaliam tipicamente a inibição da atividade metabólica ou o crescimento celular na presença do fumo do cigarro ou danos na membrana celular (Wynder e Hoffmann 1967).

A investigação subsequente sobre a citotoxicidade do fumo do cigarro utilizou frequentemente o ensaio de incorporação do vermelho neutro para avaliar o fumo de diferentes tipos de cigarros ou tabacos (Bombick et al. 1997a,b, 1998; Foy et al. 2004). Este ensaio baseia-se na absorção do corante vermelho neutro pelos lisossomas de células viáveis. Foi demonstrado que a lesão da membrana plasmática ou da membrana lisossómica diminui a absorção e a retenção do corante (Babich e Borenfreund 1987). Um estudo demonstrou que o tabaco flue-cured produzia condensado de fumo que era significativamente mais citotóxico no ensaio de incorporação do vermelho neutro do que o condensado do fumo do tabaco burley (Bombick et al. 1998). Além disso, não foi encontrada nenhuma diferença na citotoxicidade do condensado de fumaça de cigarros de referência representando cigarros comerciais de alcatrão ultrabaixo (1R5F), alcatrão baixo (1R4F), ou cigarros com sabor completo não filtrado (2R1). Em contraste, com este ensaio, todo o fumo principal e a fase de vapor do fumo principal de um cigarro 2R1 foram mais citotóxicos do que os de um cigarro 1R4F, e os de um cigarro 1R4F foram mais citotóxicos do que os de um cigarro 1R5F (Bombick et al. 1997a). Além disso, o fumo de fluxo lateral (fumo inteiro e fase de vapor) foi mais citotóxico do que o fumo convencional, conforme determinado no ensaio de incorporação de vermelho neutro. O mesmo laboratório relatou que nem uma mistura de tabaco com baixo teor de nitrogénio com um filtro de acetato de celulose (11,6 mg de alcatrão no fumo principal) nem uma mistura de tabaco tradicional dos EUA com um filtro de carvão (10,4 mg de alcatrão no fumo principal) reduziram a citotoxicidade do condensado de cigarros com sabor completo e baixo teor de alcatrão no ensaio de incorporação de vermelho neutro (Bombick et al. 1997b).

Em estudos mais recentes, os investigadores referiram que o aquecimento do tabaco a uma temperatura baixa, em vez de o queimar, reduziu a citotoxicidade do fumo, conforme determinado pelo ensaio de incorporação do vermelho neutro (Tewes et al. 2003). No entanto, a redução foi maior na fase particulada do que na fase gasosa (Patskan e Reininghaus 2003). Os ensaios in vitro de citotoxicidade menos frequentemente utilizados incluem o ensaio de exclusão de corantes (Hopkin et al. 1981; Hopkin e Evans 1984); o ensaio de libertação de lactato desidrogenase; o ensaio de absorção de brometo de 3-(4,5-dimetiltiazol-2-il)-2,5-difeniltetra-zólio (MTT); e o ensaio de ligação ao azul de quenacid (Putnam et al. 2002).

As condições da máquina de fumo são um fator determinante da citotoxicidade do condensado do fumo do cigarro (Foy et al. 2004;Roemer et al. 2004). Os condensados de fumaça de cigarros comerciais dos EUA, variando de alcatrão muito baixo ou ultrabaixo a sabor completo, conforme classificação do método FTC/ISO, e também de cigarros experimentais de referência, variando de alcatrão ultrabaixo a alcatrão baixo e sabor completo, demonstraram um nível mais alto de citotoxicidade quando produzidos em condições de máquina de fumaça que geraram rendimentos mais altos de fumaça. O aumento da citotoxicidade foi medido tanto na fase particulada como na fase gasosa, expresso numa base por cigarro. O aumento da citotoxicidade medido no fumo produzido em condições de fumagem mais intensas foi maior para a fase particulada dos cigarros comerciais de sabor intenso e menor para as variedades ultralight. Esse padrão não foi tão evidente para a citotoxicidade induzida na fase gasosa (Roemer et al. 2004).

A citotoxicidade do fumo convencional gerado por máquinas a partir do cigarro de referência 2R1 para as células L-929 de fibroblastos de rato em cultura foi reduzida através do aumento da idade do fumo e das quantidades de carvão num filtro de acetato (versus apenas acetato) (Sonnenfeld et al. 1985). Os investigadores demonstraram que os efeitos citotóxicos nas células epiteliais do pulmão eram atribuíveis a oxidantes e aldeídos presentes na fase volátil do fumo ou formados nas células aquando da exposição ao fumo (Hoshino et al. 2001). Num estudo, a redução selectiva de compostos na fase gasosa por um filtro de carvão ativado diminuiu a citotoxicidade da fase gasosa do fumo de um cigarro comercial para as células epiteliais do pulmão (Pouli et al. 2003). (Os compostos eram acetaldeído, acetona, acetonitrilo, acroleína, acrilonitrilo, benzeno, 1,3-butadieno, 2-butanona, 2,5-dimetilfurano, etilbenzeno, furano, isobutiraldeído, isopreno, metacroleína, metanol, 1,3- pentadieno, propionaldeído, propionitrilo, tolueno e *m-xileno*). No entanto, noutra investigação, a diminuição das concentrações intracelulares de glutatião reduzido numa linha de células pulmonares humanas de cultura do tipo II (A549) expostas ao fumo total foi significativamente maior do que a produzida pelo fumo filtrado através de um filtro de Cambridge (Ritter et al. 2004). Esta descoberta sugere que os químicos na fase particulada do fumo do cigarro produzem uma depleção imediata de um importante antioxidante celular. A linha celular A549 tem sido amplamente utilizada para estudar as lesões pulmonares humanas provocadas por substâncias químicas isoladas e misturas químicas complexas. Esta linha celular pode ser mais útil para estudar substâncias que são activas na sua forma administrada do que para estudar as que requerem biotransformação em metabolitos reactivos, porque algumas isoformas do citocromo P-450 não são expressas nas células A549 (Castell et al. 2005).

Estudos mecanicistas recentes identificaram a apoptose e a necrose como importantes mecanismos de citotoxicidade do fumo do cigarro para as células pulmonares de mamíferos em cultura (Hoshino et al. 2001; Piperi et al. 2003; Pouli et al. 2003). Num estudo, a viabilidade das células alveolares A549 do tipo 2 foi reduzida pelo extrato de fumo de um cigarro comercial de uma forma dependente do tempo e da concentração, conforme medido pela redução do MTT (Hoshino et al. 2001). Noutro estudo, a viabilidade das células LA-4 do pulmão do rato foi reduzida pela fase gasosa do fumo de um cigarro comercial de uma forma dependente da concentração, medida pela fuga de lactato desidrogenase e pela redução da atividade metabólica (ensaio WST-1) (Piperi et al. 2003). Em ambos os estudos, a apoptose foi observada em baixas concentrações de fumo e a necrose foi observada em concentrações mais elevadas. Um dos estudos concluiu que o extrato de fumo aumentava a atividade oxidativa intracelular (Hoshino et al. 2001). O outro estudo observou uma redução dependente da dose dos níveis de glutatião celular reduzido (Piperi et al. 2003). Além disso, as células expostas ao fumo do cigarro apresentaram um aumento da modificação de proteínas (imunorreactividade da nitrotirosina) e ativação das vias da proteína cinase activada por mitogénio. Aoshiba e colegas (2001) relataram que os efeitos tóxicos em macrófagos alveolares isolados do fumo de um cigarro comercial não filtrado envolviam o stress oxidativo, um importante mediador da morte celular através da necrose e da apoptose. Este efeito foi associado à acumulação da proteína BAX, à disfunção mitocondrial e à libertação do citocromo *c* mitocondrial, mas foi independente do gene *TP53*, da FAS e da ativação da caspase. Concentrações subletais de extrato não filtrado do fumo de um cigarro comercial produziram evidência de senescência em células epiteliais alveolares - células A549 e células alveolares tipo 2 isoladas de pulmões humanos normais. A senescência foi caracterizada por aumentos dependentes da dose e do tempo na atividade da P-galactosidase, alterações nas células

morfologia, acumulação de lipofuscina, sobreexpressão da proteína P21CIP1/WAF1/SDI1 e paragem irreversível do crescimento (Tsuji et al. 2004).

Os cientistas referiram que a limitação dos testes in vitro de citotoxicidade, passados e actuais, reside no facto de os resultados se basearem na resposta de tipos de células individuais ou de tecidos isolados e não incluírem a influência do sistema de todo o organismo na resposta (Stratton et al. 2001). No entanto, os ensaios de citotoxicidade in vitro são úteis para determinar a contribuição das diferentes misturas de tabaco ou dos componentes do cigarro (por exemplo, o filtro) para a citotoxicidade global do fumo e para identificar os agentes citotóxicos causadores do fumo e as vias mecanicistas. Embora os ensaios in vitro não possam substituir todos os bioensaios convencionais em animais, são cada vez mais considerados como alternativas aos ensaios de medicamentos e produtos químicos em animais, na União Europeia, nos Estados Unidos e noutros países (Höfer et al. 2004; Interagency Coordinating Committee on the Validation of Alternative Methods 2004). Muitas vias celulares são activadas de forma semelhante in vitro e in vivo (Devlin et al. 2005). Em 2005, o governo canadiano implementou um regulamento que exige a realização de três testes de toxicidade in vitro (mutagenicidade, clastogenicidade e citotoxicidade) nas emissões de todos os cigarros vendidos no Canadá e que os resultados sejam comunicados ao Ministro da Saúde *(Canada Gazette* 2005). Os dados quantitativos da dose-resposta in vitro poderiam eliminar a necessidade de utilizar um grande número de animais de laboratório para obter o poder estatístico adequado num estudo in vivo (Parry et al. 2005).

FUMAR MANTÉM O SEU CORPO SOB ATAQUE

Se entornar um produto de limpeza de esgotos na sua pele, esta irá doer e ficar inflamada. Se o fizesse muitas vezes por dia, a sua pele não teria hipótese de sarar. Ficaria vermelha, irritada e inflamada. Os órgãos do seu corpo também têm um revestimento de células semelhante à pele. Os químicos presentes no fumo do tabaco causam inflamação e danos a estas células. Quando se continua a fumar, os danos não se curam.

Fumar faz com que o seu sistema imunitário trabalhe horas extraordinárias. O seu corpo produz glóbulos brancos para responder a lesões, infecções e até cancros. As análises ao sangue mostram que o número de glóbulos brancos se mantém elevado quando se fuma. Números elevados significam que o seu corpo está constantemente a lutar contra os danos causados pelo fumo do tabaco. Este stress constante perturba o funcionamento do seu corpo. Novas pesquisas mostram que o stress pode levar a doenças em quase todas as partes do corpo.

OS DANOS SÃO IMEDIATOS

Os venenos do fumo representam um perigo imediato. Coágulos sanguíneos repentinos, ataques cardíacos e acidentes vasculares cerebrais podem ser desencadeados pelo fumo do tabaco. Os venenos do fumo do tabaco perturbam a forma como o corpo se cura a si próprio. Mesmo fumar um cigarro de vez em quando é suficiente para o prejudicar. Sentar-se num bar com fumo aumenta as probabilidades de sofrer um ataque cardíaco.

CAPÍTULO 3. TABACO

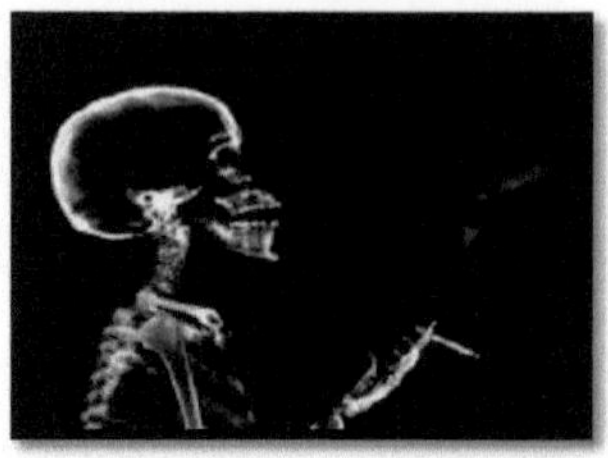

Cigarette

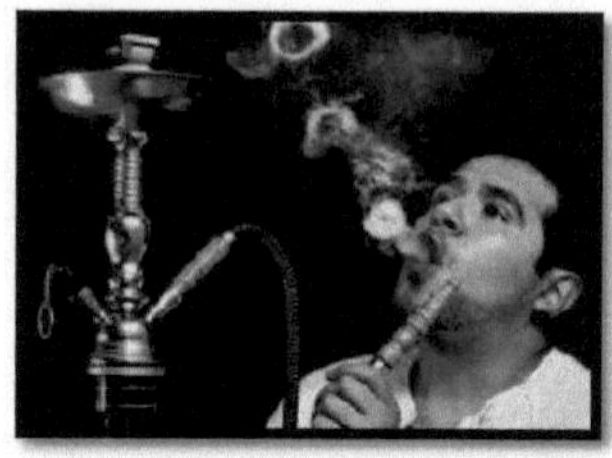

Hookah

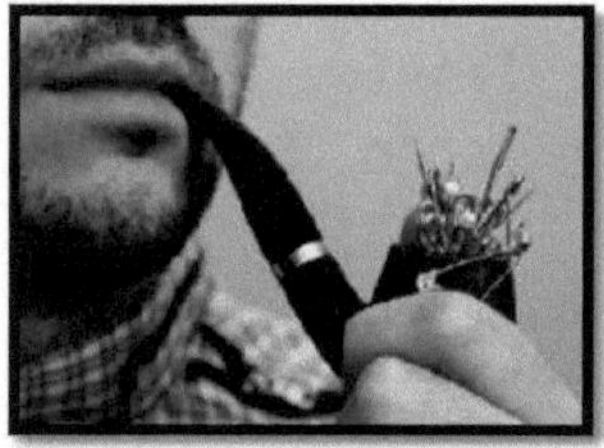

Cigar

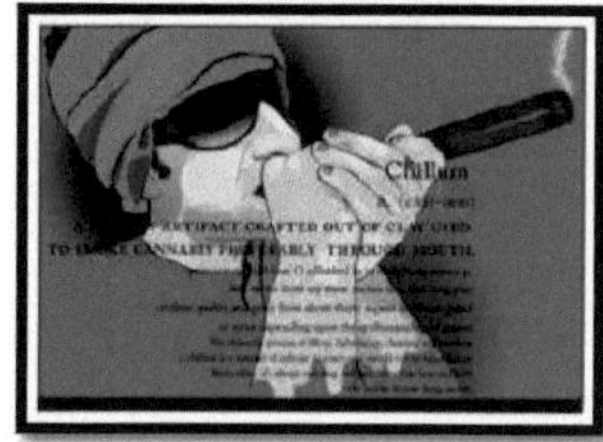

Chillum

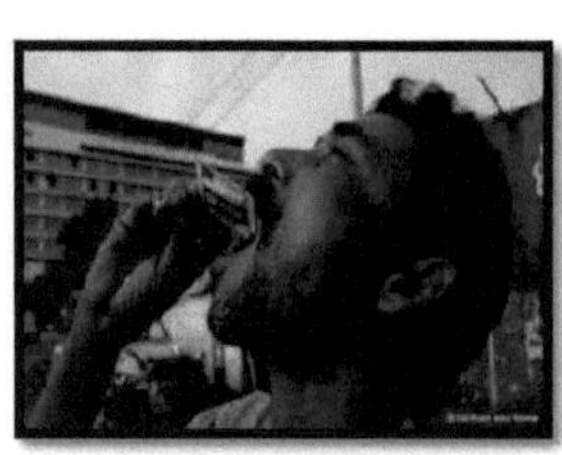

Chewing tobacco

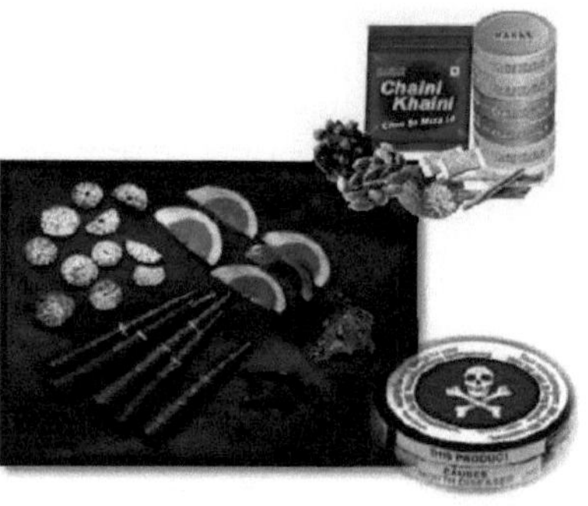

Various forms of chewing and smoking tobacco.

Produtos do tabaco, incluindo cigarros, charutos, tabaco de mascar, rapé, khaini, bidis, cachimbos e tabaco para cachimbo solto (hookah), que contêm as folhas secas e transformadas da planta do tabaco

Nicotiana rustica ou Nicotiana tabacum. Todas as formas de tabaco contêm nicotina, uma droga extremamente viciante que pode atuar como estimulante e depressor do sistema nervoso central. Para além da nicotina, o tabaco contém milhares de outros produtos químicos e aditivos que aumentam os efeitos e o sabor do tabaco.

HISTÓRIA

O tabaco é uma planta originária das Américas, e muitos nativos americanos consideravam a planta uma dádiva do "Grande Espírito" e utilizavam-na em cerimónias religiosas. Rodrigo de Jerez, um explorador espanhol, trouxe o tabaco de volta para Espanha no início de 1500, onde o hábito de fumar se tornou popular muito rapidamente. À medida que se tornou mais popular, o seu valor disparou e o tabaco foi utilizado como dinheiro nas primeiras colónias americanas.

O consumo de rapé era muito popular na Europa do século XVIII, mas no século XIX os charutos tinham-se tornado o principal produto do tabaco. Em meados de 1800, Philip Morris, J.E. Liggett e R.J. Reynolds criaram as suas empresas de tabaco. Depois veio a invenção dos fósforos e das máquinas de enrolar cigarros, e o consumo de cigarros começou a disparar. Durante a Primeira Guerra Mundial, os soldados receberam cigarros gratuitos. Entre 1910 e 1920, o consumo per capita de cigarros aumentou de 94 para 419 por ano. A ligação entre o consumo de cigarros e o cancro já era evidente; em 1930, a taxa de cancro do pulmão para os homens brancos nos EUA era de 4,9 por 100.000. Em 1948, a taxa tinha aumentado para 27,1 por 100.000.

Em 1965, o rápido aumento do consumo de tabaco e as suas consequências para a saúde levaram o Congresso a exigir que fosse colocado um aviso do Surgeon General em todos os maços de cigarros.

Na década de 1970, as companhias aéreas começaram a oferecer secções para não fumadores nos voos e foi proibido fumar em muitos espaços públicos. Na década de 1980, a investigação revelou que o fumo passivo, bem como o tabaco sem combustão, têm consequências graves para a saúde, incluindo o cancro. Na década de 1990, foram tomadas muitas medidas legais contra as principais empresas de tabaco, bem como numerosas campanhas para informar o público sobre os perigos do tabagismo. Em 1999, a Philip Morris Tobacco Company reconheceu que "existe um consenso médico e científico esmagador de que o consumo de cigarros provoca cancro do pulmão, doenças cardíacas, enfisema e outras doenças graves nos fumadores... não existe um cigarro seguro... o consumo de cigarros é viciante." Por volta desta altura, as principais empresas de tabaco começaram a confessar o facto de que tinham estado a concentrar as suas campanhas publicitárias nos jovens.

MÉTODOS DE UTILIZAÇÃO

O tabaco é mais frequentemente fumado, geralmente sob a forma de cigarros, charutos ou cachimbos. Outro método de fumar, normalmente encontrado na Índia e no Médio Oriente, é através de um grande cachimbo de água, normalmente designado por narguilé, nargile (nar-gee-leh) ou shisha. Estes tipos de cachimbos são normalmente utilizados para fumar tabaco aromatizado que inclui pedaços de fruta e é mantido unido com melaço pegajoso. Outras formas de fumar tabaco incluem os "bidis" (bee-dees) - tabaco enrolado numa folha e atado com um cordel - e os cigarros de "cravinho", que são basicamente cigarros normais, mas que incluem cravinho para dar sabor, ou apenas cravinho. O tabaco de mascar ou "dip" é uma forma de tabaco sem fumo, em que o utilizador mantém o tabaco na boca, absorvendo a nicotina através das gengivas e da língua. O "rapé" é o tabaco que foi seco e transformado num pó. Este pó é inalado para o nariz, onde é absorvido através das passagens nasais.

FORMAS DE TABACO

Os efeitos da nicotina no utilizador variam consoante a forma como a nicotina entra no organismo. Assim, antes de discutir os critérios de dependência ou a forma como a dependência da nicotina se desenvolve, é útil compreender as diferentes formas de tabaco. Há séculos que as pessoas utilizam o tabaco sob várias formas. Historicamente, o tabaco era mais frequentemente mascado ou fumado em cachimbos. Atualmente, o método mais comum de utilização do tabaco é nos cigarros manufacturados. Os produtos do tabaco são geralmente classificados como combustíveis (tabaco que é fumado) ou não combustíveis (principalmente várias formas de tabaco de mascar e rapé).

Tabaco combustível (fumado)

Cigarros manufacturados

Os cigarros manufacturados contêm tabaco triturado e/ou reconstituído combinado com centenas de aditivos químicos. O conteúdo é embrulhado em papel e pode ter uma ponta de filtro. De acordo com a segunda edição do Atlas do Tabaco da American Cancer Society, "os cigarros representam a maior parte dos produtos de tabaco manufaturado no mundo - 96% das vendas totais". Embora os cigarros sejam a forma mais comum de consumir tabaco, outros produtos predominam em alguns países (por exemplo, o tabaco de mascar e os bidis na Índia e os kreteks na Indonésia).

Cigarros de enrolar

Os cigarros de enrolar (RYO) são cigarros enchidos à mão feitos de tabaco solto e papel de enrolar (ou seja, papel de cigarro). Os cigarros RYO podem ser enrolados à mão pelo utilizador ou feitos com uma máquina de enrolar manual. Um equívoco comum é que os cigarros RYO são mais naturais e, portanto, "mais seguros" do que os cigarros manufacturados; no entanto, ambos contêm os mesmos ingredientes. Além disso, em todos os produtos de tabaco combustível, é a própria combustão do tabaco que produz muitos dos componentes químicos tóxicos do fumo do tabaco.

Charutos

Os charutos consistem em tabacos secos e fermentados, enrolados firmemente, envoltos em folhas de tabaco. O utilizador leva o fumo à boca mas, normalmente, não o inala. No entanto, os fumadores de charutos que também fumam cigarros ou são ex-fumadores de cigarros têm uma probabilidade significativamente maior de inalar o fumo do que os utilizadores de charutos apenas. Os charutos existem numa variedade de formas e tamanhos (por exemplo, cigarrilhas, coronas duplas, cheroots, stumpen, chuttas e dhumtis) e também podem ser "fumados ao contrário", o que significa que a extremidade acesa do charuto (chutta e dhumti) é colocada dentro da boca. Os charutos recuperaram alguma popularidade entre homens e mulheres em algumas partes do mundo. Nos Estados Unidos, o consumo de charutos entre as mulheres quintuplicou num período de seis anos, na década de 1990.

Tubos e condutas de água

Os cachimbos são feitos de uma variedade de substâncias, incluindo madeira, briar, ardósia e argila. O tabaco é colocado no interior do cachimbo e o fumo é inalado através da haste. Os cachimbos de barro são utilizados em todo o Sudeste Asiático. O cachimbo de água (também conhecido como narguilé, shisha, hookah ou hubble-bubble) é muito utilizado para fumar tabaco no Médio Oriente, no Norte de África e em algumas partes da Ásia, tendo ganho popularidade em alguns países ocidentais. Nalgumas regiões, o uso do cachimbo de água é mais prevalente do que o uso de cigarros e, nalguns países árabes, há menos estigma associado ao uso do cachimbo de água pelas mulheres do que ao consumo de cigarros.

Os narguilés variam muito em termos de forma e tamanho, mas o design básico inclui uma cabeça, que consiste numa tigela de cerâmica com uma tampa cónica; um corpo de metal que está ligado a uma garrafa de vidro parcialmente cheia de água; e um tubo flexível com um bocal afixado no gargalo da garrafa. O tabaco (narguilé, maassel, tumbak, orjurak) é húmido, desfiado e misturado com adoçantes como mel, melaço ou fruta. É colocado na cabeça do narguilé com um aparelho de aquecimento (geralmente carvão). A combustão inicia-se na cabeça e o fumo passa depois pela água no corpo do cachimbo, onde é arrefecido e diluído antes de passar pela mangueira a partir da qual o fumador o inala.

Muitos fumadores acreditam que a água do narguilé filtra as toxinas nocivas, tornando-o uma alternativa mais segura do que os cigarros ou os charutos. Mas, como afirma o Dr. Christopher Loffredo, Diretor do programa de Genética e Epidemiologia do Cancro da Universidade de Georgetown, "as pessoas que utilizam estes dispositivos não se apercebem de que podem estar a inalar o que se crê ser o equivalente a um maço de cigarros numa sessão típica de 30 a 60 minutos com um cachimbo de água, porque é utilizada uma quantidade tão grande de tabaco puro e desfiado". Aproximadamente três quartos (74,1%) das estudantes universitárias do Egito afirmaram preferir fumar tabaco através de um cachimbo de água a fumar cigarros, por acreditarem ser menos prejudicial. Embora a filtragem da água no cachimbo de água reduza algumas toxinas, não reduz o nível de alcatrão no fumo, que contém a maior parte dos carcinogéneos (substâncias químicas causadoras de cancro). Assim, os fumadores de narguilé podem correr maior risco de sofrer danos do que os fumadores de cigarros, uma vez que os fumadores de cachimbo de água estão expostos a maiores quantidades globais de nicotina, monóxido de carbono e outras toxinas.

Bidis

Os Bidis (pronuncia-se "bee-dees") são cigarros finos, enrolados à mão e sem filtro, constituídos por tabaco aromatizado ou não aromatizado envolto numa folha de tendu ou temburni (plantas originárias da Índia e dos países do Sudeste Asiático). Podem ser atados com um cordel colorido em ambas as extremidades e existem numa grande variedade de sabores (por exemplo, baunilha, morango, manga). Os bidis podem ser vistos como menos nocivos ou mais naturais do que os cigarros convencionais; no entanto, o fumo do bidi contém concentrações mais elevadas de nicotina, alcatrão e monóxido de carbono do que os cigarros convencionais vendidos nos Estados Unidos. Os níveis de alcatrão e de monóxido de carbono do fumo do bidi podem ser mais elevados do que os dos cigarros manufacturados, porque o utilizador precisa de soprar com mais força para manter o bidi aceso. Os bidis são o tipo de tabaco mais utilizado na Índia. Jha e colegas examinaram dados de prevalência da Índia e do Sri Lanka e estimam que cerca de metade dos fumadores do sexo masculino e cerca de 80% das fumadoras do sexo feminino fumam bidis.

Kreteks

Os Kreteks são cigarros com sabor a cravinho, muito fumados na Indonésia. Contêm uma mistura de botões de cravo-da-índia triturados e tabaco, que produz um cheiro distinto e pungente. Os Kreteks contêm frequentemente eugenol, que tem um efeito anestésico e permite assim uma inalação mais profunda. O fumo dos cigarros de cravo contém mais nicotina, alcatrão e monóxido de carbono do que o fumo dos cigarros convencionais.

Tabaco não combustível/tabaco sem fumo

O tabaco sem combustão apresenta-se sob duas formas principais: o tabaco de mascar e o rapé (húmido ou seco).

Tabaco para mascar

O tabaco de mascar é utilizado por via oral, colocando uma pitada entre a gengiva e a bochecha e chupando e mastigando suavemente. De acordo com o Atlas do Tabaco, "o tabaco de mascar também é conhecido por plug, loose-leaf, chimo, toobak, gutkha e twist. O pan masala ou betel quid consiste em tabaco, nozes de areca e cal apagada envoltos numa folha de betel. Estes produtos contêm igualmente agentes edulcorantes e aromatizantes. As variedades de pan incluem o kaddipudi, o hogesoppu, o gundi, o kadapam, o zarda, o pattiwala, o kiwam e o mishri". O tabaco de mascar é utilizado em todo o mundo, mas principalmente no Sudeste Asiático. Em Bombaim, na Índia, mais de metade das mulheres (56%) mascam tabaco.

Rapé húmido e seco

Os utilizadores de rapé colocam uma pequena quantidade de rapé (tabaco moído ou em pó) na boca, entre a bochecha e a gengiva. O rapé pode ser húmido ou seco. Um tipo de rapé húmido é o snus. Utilizado principalmente na Suécia e na Noruega - e atualmente em fase de teste de comercialização nos Estados Unidos - o snus pode ser enrolado pelo utilizador ou comprado em embalagens porosas que são colocadas sob o lábio superior. O Snus que vem em bolsas pré-embaladas não requer que o utilizador cuspa o sumo de tabaco. O rapé seco é tabaco em pó que é inalado pelo nariz ou tomado por via oral. Outrora muito difundido, o seu uso está agora em declínio.8 Há uma variedade de outros tipos de produtos de tabaco sem fumo, que são usados em todo o mundo, incluindo khaini, shammaah, nass e naswa.

Tabaco Dissolvível

Este tipo de tabaco é finamente processado para se dissolver na língua ou na boca. As variedades incluem tiras, paus, orbes e pastilhas de tabaco comprimido. Não libertam fumo nem saliva, são unidos por aglutinantes de qualidade alimentar e têm um aspeto semelhante a uma pastilha de menta ou a um rebuçado.

Uma vez que este produto é muito recente no mercado, não foram efectuados estudos sobre os seus efeitos na saúde. Este produto contém nicotina. Sabe-se que os produtos de tabaco sem combustão causam riscos significativos para a saúde e não são um substituto seguro para fumar tabaco.

EFEITOS NO CÉREBRO

O tabaco tem um efeito potente no cérebro, independentemente da via de administração. Quando um fumador inala o fumo do tabaco, são libertadas mais de 7000 substâncias químicas, incluindo a nicotina e centenas de outros agentes cancerígenos. A nicotina, quando fumada, chega ao cérebro numa questão de segundos. A nicotina do tabaco de mascar demora um pouco mais a chegar ao cérebro, uma vez que tem de ser absorvida pela corrente sanguínea através das gengivas. De qualquer forma, quando a nicotina chega ao cérebro, actua como um estimulante, fazendo com que o cérebro liberte um excesso de neurotransmissores, incluindo a dopamina - um neurotransmissor associado ao prazer e à motivação. Uma pessoa pode tornar-se dependente da nicotina mesmo depois de apenas algumas utilizações, porque o cérebro se adapta e desenvolve um nível de tolerância à nicotina que o toxicodependente tem de atingir para manter a sensação de conforto. Uma vez estabelecido este nível de conforto, a falta de nicotina no cérebro provocará sintomas de abstinência desconfortáveis no utilizador. Estes sintomas de abstinência podem tornar o utilizador nervoso e irritável, e o consumo de tabaco neste estado terá um efeito sedativo no utilizador. É importante notar que fumar, quer se chame "fumar socialmente" ou simplesmente experimentar um cigarro, pode facilmente levar a uma dependência.

Efeitos a curto prazo

Efeitos a curto prazo do consumo de tabaco:

- Dependência da nicotina
- Danos no sistema respiratório
- Diminuição da capacidade pulmonar
- Tosse crónica
- Bronquite, asma
- Mau hálito; mau gosto na boca

- Cabelo e roupa malcheirosos
- Manchas amarelas ou castanhas nos dentes
- Maior probabilidade de consumo de drogas e de comportamentos de risco
- Morte por fogo - a causa da morte por fogo é o fumo.

Efeitos a curto prazo do tabaco de mascar:

- Dependência da nicotina
- Recuo das gengivas; perda permanente das gengivas
- Dentes sensíveis
- Cáries dentárias
- Feridas, manchas e caroços na boca
- Mau hálito; mau gosto na boca
- Produção excessiva de saliva; baba
- Dentes manchados

Efeitos a longo prazo de fumar ou mascar tabaco:

Como já foi referido, o tabagismo é a principal causa de morte evitável nos Estados Unidos. O consumo de tabaco a longo prazo acarreta riscos muito graves para a saúde do consumidor. Cerca de 181 000 pessoas morrem todos os anos nos Estados Unidos de doenças cardíacas e acidentes vasculares cerebrais relacionados com o tabagismo, 158 000 morrem de cancro relacionado com o tabagismo e cerca de 123 000 morrem de outras doenças pulmonares.

Problemas cardíacos: O consumo de tabaco tem muitos efeitos adversos no coração, incluindo hipertensão (pressão arterial elevada), obstrução dos vasos sanguíneos, ataques cardíacos, enfraquecimento do bombeamento do coração, estreitamento das artérias que conduzem a um ataque cardíaco e à morte. Além disso, o enfraquecimento do fluxo sanguíneo para o cérebro pode causar acidentes vasculares cerebrais.

Cancros: São vários os tipos de cancro que afectam habitualmente os consumidores de tabaco. Os cancros dos pulmões, do trato respiratório superior e do colo do útero são encontrados principalmente em fumadores, enquanto o cancro do estômago é encontrado principalmente em utilizadores de tabaco de cuspo. Outros cancros que podem atacar os utilizadores de ambas as formas de tabaco incluem os cancros da laringe, da boca, da garganta, do pâncreas, do rim e da bexiga.

Doença pulmonar: O tabagismo causa bronquite crónica, alterando o tamanho e a forma das vias respiratórias dos pulmões, aumentando as glândulas mucosas e provocando tosse e produção de catarro em excesso. É também a principal causa de enfisema, uma doença pulmonar marcada por um aumento anormal do tamanho dos espaços aéreos, resultando numa respiração difícil e numa maior suscetibilidade a infecções.

Outros problemas de saúde: O consumo de tabaco pode causar danos na reprodução, incluindo espermatozóides anormais e impotência nos homens, e distúrbios menstruais, menopausa precoce e dificuldade em manter

Gravidez nas mulheres: Fumar durante a gravidez pode provocar aborto espontâneo ou nado-morto, baixo peso à nascença, parto prematuro ou Síndrome da Morte Súbita do Lactente (SIDS). As crianças nascidas de mulheres que fumaram durante a gravidez podem desenvolver problemas respiratórios superiores, complicações nos ouvidos, asma e problemas de aprendizagem e de comportamento. Outros danos que o consumo de tabaco a longo prazo pode causar incluem pele prematuramente enrugada, perda de gengivas e dentes, perda ou enfraquecimento do sentido do paladar e do olfato, enfraquecimento do sistema imunitário, úlceras estomacais e flutuações de peso indesejáveis.

O sítio Web do jornal The Guardian tem um guia interativo muito interessante sobre o tabaco e a saúde. Rola sobre o cadáver para ver os diferentes efeitos que o tabaco tem no corpo humano.

CAPÍTULO 4. FUMAR TABACO

O fumo de um cigarro aceso é um "aerossol concentrado de partículas líquidas suspensas numa atmosfera constituída principalmente por azoto, oxigénio, monóxido de carbono e dióxido de carbono" (Guerin 1980, p. 201). Os investigadores também descreveram o fumo do cigarro como uma "matriz ligeiramente carregada e altamente concentrada de partículas submicrónicas contidas num gás, sendo cada partícula uma coleção multicomposicional de compostos resultantes da destilação, pirólise e combustão do tabaco" (Dube e Green 1982, p. 42). O fumo do tabaco é uma mistura química complexa e dinâmica.

A formação de fumo ocorre quando o cigarro é aceso e é dada uma passa ou quando o cigarro arde entre passadas. O fumo principal é libertado da extremidade do cigarro aceso durante a tragada, e o fumo lateral emana do carvão do cigarro aceso quando este arde (Guerin 1980). O ar nas imediações de um fumador ativo contém uma mistura de fumo lateral, fumo principal exalado, e qualquer fumo que passe através do papel poroso que envolve o tabaco (Lofroth 1989). É gerada uma maior quantidade de fumo lateral quando a quantidade de tabaco queimado durante a combustão lenta aumenta em relação à quantidade queimada durante a inalação (Johnson et al. 1973b; Perfetti et al. 1998). Assim, a forma como o cigarro é fumado (por exemplo, o volume da baforada e o tempo entre baforadas) pode alterar os níveis relativos de fumo dominante e de fumo lateral (Perfetti et al. 1998).

Além disso, a relação entre os níveis dos componentes químicos no fumo de fluxo lateral e os seus níveis no fumo convencional pode ser alterada por diferenças entre os cigarros (Perfetti et al. 1998). Estas diferenças estão relacionadas com a mistura ou tipo de tabaco, a preparação do tabaco (por exemplo, largura do corte, aditivos e nível de humidade), as dimensões do cigarro, o peso da vareta de tabaco, a porosidade do papel, a presença de um filtro e o tipo de filtro. Estudos realizados com uma máquina que simula o consumo humano de tabaco determinaram que a alteração da relação entre os componentes do fumo lateral e do fumo dominante após a introdução de um filtro e de ventilação resultou principalmente de uma diminuição da quantidade de fumo dominante, uma vez que a quantidade de fumo lateral não se altera substancialmente com as alterações na conceção do cigarro (Perfetti et al. 1998). A análise de substâncias químicas com propriedades semelhantes revelou que as substâncias com um baixo ponto de ebulição apresentavam rácios mais elevados entre os níveis do fumo lateral e os níveis do fumo corrente e que os compostos com um alto ponto de ebulição apresentavam rácios mais baixos (Sakuma et al. 1984). Os estudos indicam que, em comparação com o fumo corrente recolhido de acordo com os parâmetros normais de tabagismo da FTC/ISO, o fumo de fluxo lateral apresenta níveis mais elevados de PAH (Grimmer et al. 1987; Evans et al. 1993); nitrosaminas (Brunnemann et al. 1977a, 1980; Hoffmann et al. 1979a; Ruhl et al. 1980); aza-arenos (Dong et al. 1978; Grimmer et al. 1987); aminas aromáticas (Patrianakos e Hoffmann 1979); monóxido de carbono (CO) (Hoffmann et al. 1979b; Rickert et al. 1984); nicotina (Rickert et al. 1984; Pakhale et al. 1997); amoníaco (Brunnemann e Hoffmann 1975); piridina (Johnson et al. 1973b; Brunnemann et al. 1978; Sakuma et al. 1984); e os componentes da fase gasosa 1,3-butadieno, acroleína, isopreno, benzeno e tolueno (Brunnemann et al. 1990). Com o aumento da intensidade da inalação, os rácios de substâncias tóxicas do fumo de fluxo lateral em relação ao fumo de corrente principal diminuem

(Borgerding et al. 2000).

O aumento da quantidade de tabaco queimado durante a combustão lenta, em comparação com o tabaco queimado durante a inalação, não é o único fator que influencia as diferenças no conteúdo químico do fumo de fluxo lateral e do fumo corrente. As condições de combustão que geram o fumo lateral e o fumo corrente também diferem (Guerin 1987). As temperaturas atingem 900°C durante uma baforada e caem para cerca de 400°C entre baforadas (Guerin 1987). A baforada queima o tabaco na periferia do cigarro, e o tabaco no núcleo queima entre as baforadas (Johnson 1977; Hoffmann et al. 1979a). Assim, o fumo da corrente principal depende da composição química da parte combustível do cigarro perto da periferia da vara, enquanto que os químicos em concentrações mais elevadas na parte central da vara têm níveis mais elevados no fumo da corrente lateral do que no fumo da corrente principal (Johnson 1977). O fumo da corrente lateral é produzido em condições com menos oxigénio disponível (Guerin et al. 1987) e com maior alcalinidade e teor de água do que o fumo da corrente principal (Brunnemann e Hoffmann 1974; Adams et al. 1987; Guerin 1987). Os níveis de amoníaco são significativamente mais elevados no fumo de fluxo lateral, o que resulta num pH mais alcalino (Adams et al. 1987). Assim, a composição e os níveis das espécies químicas no fumo corrente diferem dos do fumo corrente lateral.

CAPÍTULO 5. NICOTINA

A nicotina é um alcaloide que se encontra em certas plantas. Representa 0,6 a 3,0% do peso seco do tabaco. A nicotina encontra-se nas plantas do tabaco (Nicotiana tabacum), onde é sintetizada nas raízes e se acumula nas folhas. Trata-se de um líquido oleoso que é miscível com a água na sua forma básica. As formas azotadas da nicotina formam sais com ácidos que são solúveis em água.

A nicotina é um composto químico que está presente em todas as formas de tabaco. Quando o tabaco é fumado, a nicotina é absorvida através do revestimento das paredes dos pequenos sacos de ar dos pulmões. Quando cheirada ou mastigada, é absorvida através das membranas mucosas do nariz ou da boca. A nicotina também pode ser absorvida através da pele.

FARMACOLOGIA DA NICOTINA

A nicotina é uma amina terciária composta por um anel de piridina e um anel de pirrolidina. A nicotina liga-se aos receptores de acetilcolina nos gânglios, nas junções neuromusculares e no cérebro. Na sua forma não ionizada, a nicotina permeia livremente as membranas, incluindo a mucosa bucal e a barreira hemato-encefálica. Sendo uma base fraca, a nicotina é menos ionizada e penetra mais facilmente nas membranas em soluções alcalinas. O tabaco de mascar e o rapé, bem como as pastilhas de nicotina, são tamponados a um pH alcalino para facilitar a absorção da nicotina. A nicotina é absorvida mais lentamente pelo tabaco sem combustão (TS) do que pelo fumo do tabaco, mas os níveis venosos máximos são semelhantes. Enquanto os níveis sanguíneos de nicotina caem rapidamente depois de fumar, o patamar de concentração durante e após o consumo de tabaco sem combustão (ST) é consistente com a absorção contínua mesmo depois de o tabaco ser retirado da boca.

Independentemente da forma como a nicotina é absorvida, entra na corrente sanguínea, onde circula por todo o corpo e viaja até ao cérebro, onde atravessa a barreira hemato-encefálica. Uma vez no cérebro, liga-se a receptores chamados receptores colinérgicos e ativa-os.

Estes receptores colinérgicos estão presentes no cérebro, bem como noutras áreas, como os músculos, o coração, as glândulas supra-renais e outros órgãos vitais. Normalmente, estes receptores são activados pelo neurotransmissor acetilcolina, que é produzido nas terminações nervosas do cérebro e nos nervos do sistema nervoso periférico.

As acções da acetilcolina ajudam a manter a respiração saudável, a função cardíaca, o movimento muscular e as funções cognitivas, como a memória.

Uma vez que a nicotina tem uma estrutura semelhante à da acetilcolina, pode ativar os receptores colinérgicos. No entanto, ao contrário da acetilcolina, a nicotina entra no cérebro e perturba o seu funcionamento normal. O consumo regular de tabaco leva a uma alteração do número de receptores colinérgicos e a alterações da sua sensibilidade à nicotina. Este facto pode levar ao desenvolvimento de tolerância à nicotina.

Quando isto acontece, a pessoa afetada precisa de consumir nicotina regularmente para manter o funcionamento normal do cérebro. Se o nível de nicotina baixar, o fumador pode sentir sintomas de abstinência desagradáveis que o levam a "completar" os seus níveis de nicotina voltando a fumar. Devido às suas propriedades altamente viciantes, o tabagismo é considerado pela American Heart Association como um dos vícios mais difíceis de quebrar.

EPIDEMIOLOGIA

Uma pessoa morre prematuramente a cada seis segundos devido à dependência do tabaco. Um em cada dois fumadores de longa duração - principalmente em países de baixo e médio rendimento - morrerá devido à dependência do tabaco. Esta epidemia reflecte a natureza altamente viciante do tabaco e, especificamente, da nicotina, o seu principal componente viciante.

TEOR DE NICOTINA EM VÁRIOS PRODUTOS DO TABACO

Os Bidis têm concentrações de nicotina mais elevadas (21,2 mg/g) do que os cigarros filtrados (16,3 mg/g) e não filtrados (13,5 mg/g). O teor de nicotina nos charutos depende do seu tamanho. Normalmente, os charutos contêm 5 a 17 g de tabaco, que contém entre 10 mg e mais de 300 mg de nicotina.

A maior parte dos charutos não tem filtros e demoram uma hora ou mais a serem fumados. Nos casos em que se fuma um cigarro, a nicotina chega ao cérebro em apenas sete segundos após a inalação. Um cigarro típico contém aproximadamente 0,5 a 1,0 g de tabaco e, em média, 10 mg de nicotina. Cerca de 3-4 g de tabaco são utilizados num cachimbo com uma tigela de barro cheia de tabaco, sendo o fumo inalado através de uma haste. O rapé húmido contém nicotina que varia entre 3,4 mg/g e 11,5 mg/g. As concentrações mais elevadas de nicotina encontram-se no rapé seco, que contém uma média de 16,8 mg/g.

NÍVEL DE NICOTINA NO SANGUE EM FUMADORES ACTIVOS

Um fumador típico fuma um cigarro em 10 baforadas e em 5 minutos, com uma absorção de 1 a 2 mg de nicotina, mas a absorção pode variar entre 0,5 e 3 mg. O nível de nicotina no sangue diminui para metade depois de um fumador deixar de fumar durante esse período de tempo.

FUMO ACTIVO

Quando as pessoas fumam, não utilizam o volume e a frequência das baforadas programados nas máquinas de fumar, e os hábitos de fumar variam significativamente de pessoa para pessoa e de cigarro para cigarro. Consequentemente, as exposições reais e as doses dos componentes do fumo não podem ser derivadas dos valores obtidos com as máquinas de fumar.

Resumidamente, quando um fumador traga um cigarro aceso, a temperatura do carvão do cigarro aumenta rapidamente a partir da sua temperatura de repouso (combustão lenta) de **cerca de 600 °C**. As temperaturas máximas na periferia do carvão podem exceder **900 °C** durante uma tragada de 35 ml e 2 segundos.

Mais de mil milhões de pessoas em todo o mundo fumam tabaco. A percentagem de fumadores diminuiu em muitos países desenvolvidos, mas está a aumentar nos países em desenvolvimento. Na maioria das populações, 20 a 66% dos homens fumam. Embora a percentagem de mulheres que fumam esteja a aumentar, esta percentagem é geralmente inferior à dos homens.

CAPÍTULO 6. TOXICODEPENDÊNCIA

A nicotina é um poderoso vício.

A toxicodependência é definida pela Organização Mundial de Saúde como *"o uso repetido de uma substância ou substâncias psicoactivas, na medida em que o utilizador fica: periódica ou cronicamente intoxicado, mostra uma compulsão para tomar a(s) substância(s) preferida(s), tem grande dificuldade em cessar ou modificar voluntariamente o uso da substância, mostra determinação em obter substâncias psicoactivas por quase todos os meios, e a tolerância é proeminente e ocorre frequentemente uma síndrome de abstinência quando o uso da substância é interrompido".*

Quando a nicotina é absorvida, entra na corrente sanguínea, onde circula por todo o corpo e viaja até ao cérebro, onde atravessa a barreira hemato-encefálica, alterando o equilíbrio químico do cérebro. Uma vez no cérebro, liga-se e ativa receptores chamados receptores colinérgicos. Estes receptores colinérgicos estão presentes no cérebro, bem como noutras áreas, como os músculos, o coração, as glândulas supra-renais e outros órgãos vitais. Normalmente, estes receptores são activados pelo neurotransmissor acetilcolina, que é produzido nas terminações nervosas do cérebro e nos nervos do sistema nervoso periférico. Uma vez que a nicotina tem uma estrutura semelhante à da acetilcolina, pode ativar os receptores colinérgicos. No entanto, ao contrário da acetilcolina, a nicotina entra no cérebro e perturba o seu funcionamento normal. Uma pessoa pode tornar-se dependente da nicotina mesmo depois de apenas algumas utilizações, porque o cérebro se adapta e desenvolve um nível de tolerância à nicotina que o toxicodependente tem de atingir para manter a sensação de conforto. Uma vez estabelecido este nível de conforto, a falta de nicotina no cérebro provocará sintomas de abstinência desconfortáveis no utilizador. Estes sintomas de abstinência podem tornar o utilizador nervoso e irritável, e o consumo de tabaco neste estado terá um efeito sedativo no utilizador. É importante notar que fumar, quer se chame "fumar socialmente" ou simplesmente experimentar um cigarro, pode facilmente conduzir a uma dependência.

CRITÉRIOS DE DEPENDÊNCIA

A toxicodependência é um termo comummente aplicado a comportamentos desadaptativos de procura de drogas, frequentemente realizados apesar do conhecimento das consequências negativas para a saúde. A nicotina preenche os critérios estabelecidos para uma droga que produz dependência, especificamente, dependência e abstinência. Tanto a OMS, na sua Classificação Internacional de Doenças (CID), como a APA, no seu Manual de Diagnóstico e Estatística (DSM-IV & DSM-IV- TR), estabeleceram critérios de diagnóstico para avaliar a dependência e a abstinência. Tanto a OMS como a APA reconhecem a dependência como, essencialmente, o consumo repetitivo e compulsivo de uma droga. A abstinência é uma síndrome de sintomas que ocorre quando um consumidor regular interrompe abruptamente o consumo (por exemplo, na sequência ou durante uma tentativa de deixar de fumar). A abstinência e a dependência de nicotina são vistas como perturbações separadas, embora relacionadas, cada uma com os seus próprios critérios de diagnóstico específicos.

O vício e a dependência são frequentemente utilizados como sinónimos pela OMS e pela APA. Na dependência, pode ocorrer frequentemente tolerância a uma droga, ou seja, uma diminuição da resposta a uma dose repetida da droga. Essencialmente, é necessária mais nicotina para produzir os mesmos efeitos que antes eram produzidos por doses mais baixas. A neuroadaptação ocorre quando o cérebro se adaptou à presença da nicotina e precisa da nicotina para funcionar normalmente. Quando a nicotina não está disponível (por exemplo, quando um fumador deixa de fumar), o funcionamento do cérebro fica perturbado, o que resulta em abstinência.

Critérios de diagnóstico da dependência da nicotina

A dependência é um padrão desadaptativo de consumo de substâncias, que conduz a uma perturbação ou angústia clinicamente significativa, manifestada por três (ou mais) das seguintes situações, que ocorrem em qualquer altura no mesmo período de 12 meses:

- Tolerância, definida pela necessidade de quantidades acentuadamente maiores da substância para obter o efeito desejado ou pela diminuição acentuada do efeito com a utilização continuada da mesma quantidade de substância.

- Retirada, manifestada quer pela síndrome de retirada caraterística da substância, quer pela substância que está a ser tomada para aliviar ou evitar os sintomas de retirada.

- Tomar quantidades maiores da substância ou durante um período mais longo do que o previsto.

- Um desejo persistente ou esforços infrutíferos para reduzir o consumo de substâncias.

- Grande parte do tempo é gasto em actividades necessárias para obter ou consumir uma substância.

- Abandono ou redução de actividades sociais, profissionais ou recreativas importantes devido ao abuso de substâncias.

Foi demonstrado que uma maior dependência da nicotina está associada a uma menor motivação para deixar de fumar, à dificuldade em tentar deixar de fumar e à incapacidade de deixar de fumar, bem como ao facto de fumar o primeiro cigarro mais cedo e fumar mais cigarros por dia.

OS CIGARROS FORAM CONCEBIDOS PARA A DEPENDÊNCIA

Há muito que os fabricantes de cigarros sabem que a dependência da nicotina ajuda a vender os seus produtos. Atualmente, os cigarros fornecem mais nicotina e mais rapidamente do que nunca. Os aditivos e produtos químicos que as empresas de tabaco colocam nos cigarros podem ter ajudado a torná-los mais viciantes. Uma vez inalada, a nicotina corre dos pulmões para o coração e o cérebro.

Poderá ter pensado que os cigarros "filtrados", "com baixo teor de alcatrão" ou "light" eram menos perigosos do que os outros. Mas a investigação mostra que estes cigarros são igualmente viciantes e não são mais seguros do que os outros cigarros. Os rótulos enganosos já não são permitidos.

OS ADOLESCENTES SÃO MAIS SENSÍVEIS À NICOTINA

Todos os dias, cerca de 4.000 adolescentes fumam um cigarro pela primeira vez. Isto corresponde a quase 1,5 milhões de jovens por ano. É o mesmo número de pessoas que toda a população de uma cidade como Filadélfia.

Muitos adolescentes que experimentam cigarros não sabem como é fácil ficarem viciados. A dependência da nicotina é tão forte que, todos os dias, cerca de 1000 adolescentes se tornam fumadores diários. Porque é que isto é importante? Porque a maioria dos fumadores actuais se tornou dependente quando era adolescente.

É POSSÍVEL VENCER A DEPENDÊNCIA DO TABACO

Os fumadores que deixam de fumar passam por uma fase de abstinência. Os primeiros dias são os mais incómodos. Os sintomas físicos da dependência da nicotina terminam cerca de 3 semanas depois de deixar de fumar. Mas pode continuar a ter vontade de fumar quando acorda, bebe café ou sai com os amigos. Demora mais tempo a quebrar estes padrões. Mas também é possível vencer a dependência mental.

CAPÍTULO 7. TABAGISMO PASSIVO

O tabagismo passivo é a inalação do fumo passivo ou do fumo ambiental do tabaco por indivíduos que não são "fumadores activos". Na realidade, é a consequência do invólucro de fumo formado pelos fumadores activos.

TIPOS DE FUMO AMBIENTAL DO TABACO

O fumo do tabaco no ambiente é constituído por 85% de fumo de fluxo lateral e 15% de fumo de fluxo principal exalado, misturado com o ar circundante. O fumo da corrente lateral é o fumo proveniente das extremidades dos cigarros em combustão e o fumo da corrente principal é o fumo diretamente inalado pela extremidade do cigarro na boca pelo fumador ativo.

FUMO DE FLUXO LATERAL V/S FLUXO PRINCIPAL FUMO

O fumo da corrente lateral é 4 vezes mais nocivo do que o fumo da corrente principal. O cigarro arde a uma temperatura mais elevada durante a inalação do que quando é queimado, o que resulta na combustão completa de alguns componentes tóxicos do tabaco, e alguns dos outros componentes do tabaco são filtrados durante a inalação, sendo posteriormente filtrados durante a exalação. Muitos componentes tóxicos, tais como 3 vezes mais monóxido de carbono, 10 a 30 vezes mais nitrosaminas e cerca de 15 a 30 vezes mais amoníaco, encontram-se em concentrações mais elevadas no fumo de fluxo lateral do que no fumo corrente.

PADRÃO DO FUMO PASSIVO EXPOSIÇÃO

A exposição ao fumo passivo pode ser medida através da análise da saliva, da urina ou do sangue para verificar se contém cotinina.[3] A cotinina é criada quando o corpo decompõe a nicotina presente no fumo do tabaco.

A exposição ao fumo passivo diminuiu nos últimos anos

- As medições da cotinina mostram que a exposição ao fumo passivo tem vindo a diminuir constantemente nos Estados Unidos ao longo do tempo.

o Durante 1988-1991, quase 90 em cada 100 (87,9%) não fumadores apresentavam níveis mensuráveis de cotinina.

o Durante 2007-2008, cerca de 40 em cada 100 (40,1%) não fumadores tinham níveis mensuráveis de cotinina.

o Durante 2011-2012, cerca de 25 em cada 100 (25,3%) não fumadores apresentaram níveis mensuráveis de cotinina.

- A diminuição da exposição ao fumo passivo deve-se provavelmente a:

o O número crescente de estados e comunidades com leis que não permitem fumar em áreas interiores de locais de trabalho e locais públicos, incluindo restaurantes, bares e casinos

o O número crescente de agregados familiares com regras voluntárias de proibição de fumar em casa

o Diminuição significativa das taxas de consumo de cigarros

o O facto de fumar junto de não fumadores se ter tornado muito menos aceitável socialmente

Muitas pessoas nos Estados Unidos ainda estão expostas ao fumo

passivo

- Em 2011-2012, cerca de 58 milhões de não fumadores nos Estados Unidos foram expostos ao fumo passivo.
- Entre as crianças que vivem em casas em que ninguém fuma dentro de casa, as que vivem em habitações com várias unidades (por exemplo, apartamentos ou condomínios) têm níveis de cotinina 45% mais elevados (ou quase metade da quantidade) do que as crianças que vivem em casas unifamiliares.
- Em 2011-2012, duas em cada cinco crianças com idades compreendidas entre os 3 e os 11 anos - incluindo sete em cada dez crianças negras - nos Estados Unidos foram expostas regularmente ao fumo passivo.
- Em 2011-2012, mais de um em cada três (36,8%) não fumadores que viviam em casas arrendadas foram expostos ao fumo passivo.

COMPONENTES DE SHS/ETS

O fumo do cigarro é uma mistura complexa de compostos químicos ligados a partículas de aerossol ou livres na fase gasosa. Os compostos químicos do tabaco podem ser destilados no fumo ou podem reagir para formar outros constituintes que são depois destilados no fumo. Os investigadores estimaram que o fumo do cigarro tem 7.357 compostos químicos de muitas classes diferentes (Rodgman e Perfetti 2009), constituídos por partículas de gases, que são direta ou indiretamente prejudiciais para vários órgãos do corpo.

Fowles e Dybing (2003) sugeriram uma abordagem para identificar os componentes químicos do fumo do tabaco com maior potencial de efeitos tóxicos. Consideraram o risco de cancro, doenças cardiovasculares e doenças cardíacas. Utilizando esta abordagem, estes investigadores descobriram que o 1,3-butadieno apresentava de longe o risco de cancro mais significativo; a acroleína e o acetaldeído tinham o maior potencial de irritação das vias respiratórias; e o cianeto, o arsénio e os cresóis eram as principais fontes de risco cardiovascular. Outras classes químicas que suscitam preocupação incluem outros metais, ^-*nitrosaminas* e hidrocarbonetos aromáticos policíclicos (HAP).

Os investigadores analisaram o fumo inteiro ou utilizaram meios químicos e físicos para examinar separadamente as porções de gás e de partículas do fumo do tabaco. A fase gasosa é definida como a porção de fumo que passa através de um filtro de fibra de vidro com parâmetros físicos especificados, e a fase particulada refere-se a toda a matéria capturada pelo filtro de fibra de vidro (Pillsbury 1969). Os métodos padrão de análise do fumo do tabaco separam as duas fases utilizando filtros de fibra de vidro de Cambridge concebidos para recolher partículas de aerossol de 0,3 micrómetros (pm) ou maiores com uma eficiência não inferior a 99% (Pillsbury 1969). Embora estas fases separadas sejam uma construção artificial, são úteis para descrever os resultados da análise dos componentes do fumo do cigarro tipicamente obtidos através de máquinas de fumar. Quando as pessoas fumam cigarros, o contínuo de caraterísticas físicas do fumo não inclui a diferenciação em fracções específicas. O diâmetro das partículas do fumo de cigarro muda constantemente e, à medida que as partículas coalescem após a sua formação, aumentam de diâmetro. No entanto, no fumo diluído, a perda de uma matriz química volátil ou de outros componentes pode provocar a contração das partículas e as alterações no tamanho das partículas podem alterar as quantidades relativas de determinados produtos químicos nas fases gasosa e particulada (Guerin 1980).

Os níveis de alguns compostos são mais elevados no fumo do fluxo principal do que no fumo do fluxo lateral, e esta diferença pode refletir influências químicas mais complexas do que apenas alterações na frequência das baforadas. Por exemplo, o fumo do fluxo principal contém consideravelmente mais cianeto do que o fumo do fluxo lateral (Johnson et al. 1973b; Brunnemann et al. 1977a; Norman et al. 1983). Sakuma e colegas (1983) mediram uma série de compostos semi-voláteis no fumo do tabaco e concluíram que os níveis de fenol, cresol, xilenóis, guiacol, ácido fórmico e ácido acético eram mais elevados no fumo do fluxo lateral, enquanto os níveis de catecol e hidroquinona eram mais elevados no fumo do fluxo principal.

Os constituintes químicos individuais podem ser encontrados na fase particulada, na fase gasosa, ou em ambas (Guerin 1980). À medida que o fumo do cigarro se dissipa, os produtos químicos podem passar entre as fases de partículas e de gás (Lofroth 1989). A fase gasosa contém gases e constituintes químicos que são suficientemente voláteis para permanecerem na fase gasosa o tempo suficiente para passarem através do filtro de fibra de vidro de Cambridge (Guerin 1980), mas como o filtro fica húmido durante as primeiras baforadas, os compostos hidrofílicos tendem a aderir a ele. A fase gasosa do fumo do cigarro inclui nitrogénio (N_2), oxigénio (O_2), dióxido de carbono (CO_2), CO, acetaldeído, metano, cianeto de hidrogénio (HCN), ácido nítrico, acetona, acroleína, amoníaco, metanol, sulfureto de hidrogénio (H_2S), hidrocarbonetos, nitrosaminas em fase gasosa e compostos carbonílicos (Borgerding e Klus 2005; Rodgman e Perfetti 2009). Os constituintes da fase particulada incluem ácidos carboxílicos, fenóis, água, humectantes, nicotina, terpenóides, ceras de parafina, nitrosaminas específicas do tabaco (TSNAs), PAHs e catecóis. O fumo corrente contém apenas uma pequena quantidade de nicotina na fase gasosa (Johnson et al. 1973b; Pakhale et al. 1997), mas a fração de nicotina na fase gasosa é mais elevada no fumo corrente devido ao pH mais elevado (Johnson et al. 1973b; Brunnemann e Hoffmann 1974; Adams et al. 1987; Pakhale et al. 1997). Brunnemann e seus colegas (1977b) estudaram tanto o fumo corrente como o fumo lateral e verificaram que a fase gasosa do fumo corrente continha mais cianeto do que a fase particulada. No entanto, Johnson e seus colegas (1973b) mostraram que, no fumo de fluxo lateral, o cianeto está presente quase exclusivamente na fase particulada. Guerin (1980) concluiu que tanto o formaldeído como o cianeto podem estar presentes em ambas as fases, e Spincer e Chard (1971) encontraram formaldeído tanto na fase particulada como na fase gasosa. Os PAHs na fase gasosa representavam apenas 1% do total de PAHs, e a distribuição de PAHs entre as fases gasosa e particulada variava com o ponto de ebulição dos PAHs (Grimmer et al. 1987). Como ocorrem mudanças físicas e químicas depois que a fumaça do tabaco é retirada do cigarro, algumas das diferenças relatadas nos níveis de HAPs podem resultar de diferenças nas técnicas de medição.

Em resumo, o fumo do cigarro é um sistema complexo e dinâmico. A concentração do fumo e o tempo decorrido após a sua saída do cigarro podem provocar alterações na dimensão das partículas, o que pode alterar as quantidades relativas de determinados produtos químicos nas fases gasosa e particulada. Além disso, as propriedades específicas do tabaco, a conceção física do cigarro e o método de fumagem mecânica utilizado para gerar o fumo corrente para análise podem ter um impacto significativo nos níveis de emissões correntes e laterais.

CAPÍTULO 8. INGREDIENTES DO FUMO DO TABACO NO AMBIENTE

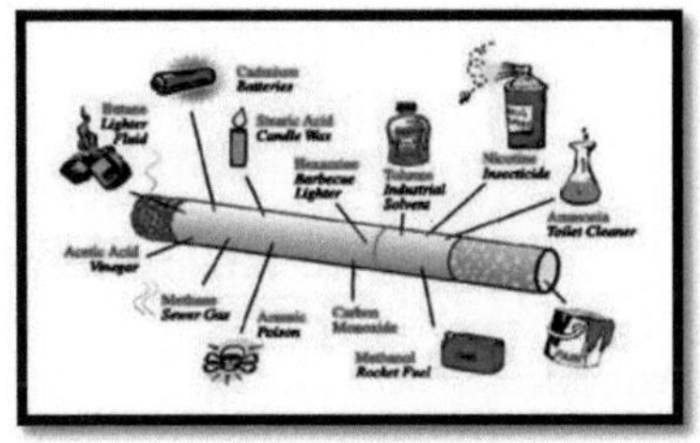

- Acetanisol
- Ácido acético
- Acetoína
- Acetofenona
- 6-Acetoxidihidro-teaspirano
- 2-Acetil-3- Etilpirazina
- 2-Acetil-5-Metilfurano
- Acetilpirazina
- 2-Acetilpiridina
- 3-Acetilpiridina
- 2-Acetiltiazol
- Ácido acónico
- dl-Alanina
- Extrato de Pimenta da Jamaica, Oleorresina, e Óleo
- Hexanoato de alilo
- Ionona de alilo
- Óleo de amêndoas amargas
- Tintura de Ambergris
- Amoníaco
- Bicarbonato de amónio
- Hidróxido de amónio
- Fosfato de amónio Dibásico
- Sulfureto de amónio
- Álcool Amílico

- Extrato de alfafa
- Formiato de amilo
- Octanoato de amilo
- alfa-Amilcinamaldeído
- Óleo de Amyris
- trans-Anethole
- Extrato de raiz de Angélica, óleo
e óleo de sementes
- Anis
- Estrela de anis, extrato e óleos
- Acetato de anisilo
- Álcool anisílico
- Formiato de anisilo
- Fenilacetato de anisilo
- Concentrado de sumo de maçã,
Extractos e peles
- Extrato e sumo de alperce
Concentrado
- 1-Arginina
- Extrato Fluido de Asafetida E

- Butirato de amilo
- Folha de louro, azeite e óleo doce
- Cera de abelha branca
- Concentrado de sumo de beterraba
- Benzaldeído
- Acetal de glicerilo de benzaldeído
- Ácido benzoico, Benjoim
- Resina de benjoim
- Benzofenona
- Álcool benzílico
- Benzoato de benzilo
- Butirato de benzilo
- Cinamato de benzilo
- Propionato de benzilo
- Salicilato de benzilo
- Óleo de Bergamota
- Bisaboleno
- Absoluto de botões de groselha preta
- Borneol
- Acetato de Bornilo

Óleo

- Ácido ascórbico
- 1 -Asparagina mono-hidratada
- 1 -Ácido aspártico
- Bálsamo do Peru e Óleo
- Óleo de manjericão
- Fenilacetato de etilo
- Propionato de etilo
- Salicilato de etilo
- trans-2-Butenoato de etilo
- Valerato de etilo
- Etil vanilina
- 2-Etil (ou metil)-(3,5 e 6)-Metoxipirazina
- 2-Etil-1-Hexanol, 3-Etil -2
- Hidroxi-2-ciclopenteno-1-ona
- 2-Etil-3, (5 ou 6)- Dimetilpirazina
- 5-Etil-3-Hidroxi-4-Metil-2 (5H)-Furanona
- 2-Etil-3-Metilpirazina
- Óleo de folha de buchu
- 1,3-Butanodiol
- 2,3-Butanodiona
- 1-Butanol
- Oleato de etilo
- Palmitato de etilo

Absoluto

- Sumo de figo concentrado
- Amido alimentar modificado
- Furfurilo mercaptano
- 4-(2-Furil)-3-Buten-2-One
- Óleo de Gálbano
- Genet Absoluto
- Extrato de raiz de genciana
- Geraniol
- Óleo de Gerânio Rosa
- Acetato de geranilo
- Butirato de geranilo
- Formato de geranilo
- Isovalerato de geranilo
- Fenilacetato de geranilo
- Óleo e oleorresina de gengibre

- 4-etilbenzaldeído
- 4-Etilguaiacol
- para-etilfenol
- 3-Etilpiridina
- Eucaliptol
- Farnesol
- D-Fenchona
- Óleo de funcho doce
- Feno-grego, Extrato, Resina e
- gama-heptalactona
- Ácido heptanóico
- 2-Heptanona
- 3-Hepten-2-One
- 2-Hepteno-4-Um
- 4-Heptenal
- trans -2-Heptenal
- Acetato de heptilo
- omega-6-Hexadecenlactona
- gama-hexalactona
- Hexanal
- Ácido hexanóico
- 2-Hexen-1-Ol
- Ácido 1 -glutâmico
- 1-Glutamina
- Glicerol
- Glicirrizina Amoniada
- Concentrado de sumo de uva
- Óleo de madeira de guaiaco
- Guaiacol
- Goma de guar
- 2,4-Heptadienal
- Ácido 2-metilvalérico
- Absoluto e extrato de Mimosa
- Extrato e tintura de melaço
- Extrato sólido de ácer da montanha
- Flores de verbasco
- Miristaldeído
- Ácido mirístico
- Óleo de mirra
- Éter etílico beta-naftílico
- Nerol
- Óleo de Neroli Bigarde
- Nerolidol
- Nona-2-trans,6-cis-Dienal

- 3-Hexen-1-Ol
- Acetato de cis-3-Hexen-1-Yl
- 2-Hexenal
- Ácido 3-Hexenóico
- Ácido trans-2-hexenóico
- Formiato de cis-3-hexenilo
- 2-Metilbutirato de hexilo
- Acetato de hexilo
- Álcool hexílico
- 3-Metiltiopropionaldeído
- Metil 3-
Tiopropionato de metilo
(48%)
E 9,12,15-Octadecatrienóico
Ácido (52%)
- delta-Octalactona
- gama-octalactona
- Octanal
- Ácido octanóico
- 1-Octanol
- 2-Octanona
- 3-Octeno-2-Um
- 2,6-Nonadien-1-Ol
- gama-Nonalactona
- Não-anal
- Ácido nonanóico
- Nonanona
- trans-2-Nonen-1-Ol
- 2-Nonenal
- Acetato de nonilo
- Noz-moscada em pó e óleo
- Extrato e óleo de carvalho
- Musgo de Carvalho Absoluto
- Ácido 9,12-Octadecadienóico
- Óleo de sementes de salsa
- Óleo de Patchouli
- omega-Pentadecalactona
- 2,3-Pentanodiona
- 2-Pentanona
- Ácido 4-pentenóico
- 2-Pentilpiridina
- Óleo de pimenta, preto e branco
- Óleo de hortelã-pimenta
- Óleo peruano (Bois de Rose)

- l-Octeno-3-Ol

- Acetato de l-octeno-3-ilo

- 2-Octenal

- Isobutirato de octilo

- Ácido oleico

- Óleo de Olíbano

- Óleo e goma de Opoponax

- Água de flores de laranjeira, Absoluto, e Absoluto de Folha

- Óleo e extrato de laranja

- Óleo de Origanum

- Óleo e Raiz de Betão Orris Extrato

- Óleo de Palmarosa

- Ácido palmítico

Óleo de manteiga

- Acetato de butilo

- Butirato de butilo

- Lactato de butil butiril

- Isovalerato de butilo

- Fenilacetato de butilo

- Undecilenato de butilo

- Absoluto de Petitgrain, Mandarina

Óleo e óleo sem terpenos

- alfa-gelandreno

- Acetato de 2-fenentilo

- Álcool fenenílico

- Butirato de fenetilo

- Cinamato de fenetilo

- Isobutirato de fenetilo

- Isovalerato de fenetilo

- Fenilacetato de fenetilo

- Salicilato de fenetilo

- 2-Butanona

- 4(2-Butenilideno)-3,5,5-Trimetil-2-ciclohexeno-1-ona

- Manteiga, ésteres de manteiga e

- 1-Carvona

- beta-cariofileno

- Óxido de beta-cariofileno

- Óleo e casca de Cascarilla Extrato

- Óleo de casca de cássia

- Cassie Absolute e Oil

- 3-Butilidenoftalida
- Ácido butírico].
- Cadineno
- Cafeína
- Carbonato de cálcio
- Camphene
- Óleo de Cananga
- Oleorresina de Capsicum
- Cor de caramelo
- Óleo de alcaravia
- Dióxido de carbono
- Oleorresina de cardamomo, extrato,
Óleo de sementes e pó
- Alfarroba e extrato de alfarroba
- beta-caroteno
- Óleo de cenoura
- Carvacrol
- 4-Carvomentenol
- Álcool Cinamílico
- Cinamil Cinamato
- Extrato de Castoreum, Tintura e Absoluto
- Óleo de folha de cedro
- Terpenos e óleo de cedro Virginiana
- Cedrol
- Extrato de Semente de Aipo, Sólido,
Óleo e Oleorresina
- Fibra de celulose
- Óleo de flor de camomila e Extrato
- Extrato de chicória
- Chocolate
- Cinamaldéído
- Ácido cinâmico
- Óleo de folha de canela, óleo de casca de canela,
e Extrato
- Acetato de cinamilo
- Óleo de cubebe
- Cuminaldéhyde

- Isovalerato de cinamilo
- Propionato de cinamilo
- Citral
- Ácido cítrico
- Óleo de citronela
- dl-Citronelol
- Butirato de citronelilo
- isobutirato de itronelilo
- Civet Absolute
- Óleo de Clary
- Tops Clover, vermelho sólido Extrato
- Cacau
- Cascas de cacau, extrato, Destilado e pó
- Óleo de coco
- Café
- Óleo de conhaque branco e verde
- Óleo de copaíba
- Extrato e óleo de coentros
- Óleo de milho
- Seda de milho
- para-cimeno
- 1-Cisteína Raiz de dente-de-leão Extrato sólido
- Fenilacetato de hexilo
- 1-Histidina
- Mel
- Óleo de lúpulo
- Sólidos de leite hidrolisados
- Proteínas vegetais hidrolisadas
- 5-Hidroxi-2,4-Decadienóico Ácido delta-lactona
- 4-Hidroxi-2,5-Dimetil-3(2H)-Furanona
- 2-Hidroxi-3,5,5-Trimetil-2-Ciclo-hexeno-1-ona
- Ácido 4-hidroxi -3-pentenóico Lactona
- 2-Hidroxi-4-Metilbenzaldeído
- Ácido 4-hidroxibutanóico Lactona
- Hidroxicitronelal

- Óleo de raiz de costus
- 4-(para-hidroxifenil)-2-
Butanona
- Óleo de hissopo
- Immortelle Absolute e
Extrato
- alfa-ionona
- beta-Ionona
- alfa-irona
- Acetato de isoamilo
- Benzoato de isoamilo
- Butirato de isoamilo
- Cinamato de isoamilo
- Formato de isoamilo,
IsoamilHexanoato
- Isovalerato de isoamilo
- Octanoato de isoamilo
- Fenilacetato de isoamilo
- Acetato de isobornilo
- Acetato de isobutilo
- Álcool isobutílico
- Cinamato de isobutilo
- 6-Hidroxidihidro-teaspirano
Álcool
- Isobutiraldeído
- Ácido isobutírico
- d,l-Isoleucina
- alfa-Isometilionona
- 2-Isopropilfenol
- Ácido isovalérico
- Jasmim Absoluto, Betão
e Óleo
- Extrato de noz de cola
- Labdanum Absoluto e
Oleorresina
- Ácido lático
- Ácido láurico
- Aldeído láurico
- Óleo de Lavandim
- Óleo de lavanda
- Óleo e extrato de limão
- Óleo de citronela
- 1-Leucina
- Ácido levulínico

- Fenilacetato de isobutilo
- Salicilato de isobutilo
- 2-Isobutil-3-metoxipirazina
- alfa-isobutilfenetil
- Óxido de linalol
- Acetato de linalilo
- Flores de Linden
- Óleo e extrato de Lovage
- 1-Lisina]
- Maça em pó, extrato e óleo
- Carbonato de magnésio
- Ácido málico
- Malte e extrato de malte
- Maltodextrina
- Maltol
- Isobutirato de maltilo
- Óleo de Mandarina
- Xarope e concentrado de ácer
- Folha de Mate, Absoluto e Óleo
- para-Menta-8-Tiol-3-One
- Mentol
- Mentona

- Raiz de alcaçuz, Fluido, Extrato e Pó
- Óleo de lima
- Linalol
- Ácido fenilacético
- 1-fenilalanina
- 3-Fenilpropionaldeído
- Ácido 3-fenilpropiónico
- Acetato de 3-fenilpropilo
- Cinamato de 3-fenilpropilo
- 2-(3-Fenilpropil)Tetrahidrofurano
- Ácido fosfórico
- Óleo de Folha de Pimenta
- Óleo de agulha de pinheiro, óleo de pinho, Uísque
- Concentrado de sumo de ananás
- alfa-Pineno, beta-Pineno
- D-Piperitone
- Piperonal
- Extrato de folhas de Pipsissewa
- Sumo de ameixa

- Acetato de Mentílico
- l-Fenil-1-Propanol
- 3-Fenil-1-Propanol
- 2-fenil-2-butenal
- 4-Fenil-3-Buten-2-Ol
- 4-fenil-3-buten-2-ona
- Fenilacetaldeído
- 3-Propilidenoftalida
- Sumo e concentrado de ameixa
- Piridina
- Ácido pirolenhoso e

Extrato
- Pirrolo
- Ácido pirúvico
- Concentrado de sumo de passas
- Rodinol
- Óleo e absoluto de rosa
- Óleo de alecrim
- Rum
- Éter de rum
- Extrato de centeio
- Sálvia, óleo de sálvia e sálvia

- Sorbato de potássio
- 1-Prolina
- Propenilguaetol
- Ácido propiónico
- Acetato de propilo
- Para-hidroxibenzoato de propilo
- Glicol de propileno
- Carbonato de sódio
- Cloreto de sódio
- Citrato de sódio
- Hidróxido de sódio
- Solanona
- Óleo de hortelã
- Extrato, goma e óleo de Styrax
- Octaacetato de sacarose
- Álcoois de açúcar
- Açúcares
- Óleo de Tagetes
- Ácido tânico
- Ácido tartárico
- Folha de chá e absoluto
- alfa-Terpineol

Oleorresina

- Salicilaldeído
- Óleo de sândalo, amarelo
- Esclareolida
- Skatole
- Sabor a fumo
- Óleo de caruma
- Acetato de sódio
- Benzoato de sódio
- Bicarbonato de sódio
- Cloridrato de tiamina
- Tiazol
- 1-Treonina
- Óleo de tomilho, branco e vermelho
- Óleo de Havana
- 2-trans, 4-trans-Decadienal
- delta-decalactona
- gama-decalactona
- Decanal
- Ácido decanóico
- 1-Decanol
- 2-Decenal
- Terpinoleno
- Acetato de terpinilo
- 5,6,7,8-Tetrahidroqumoxalina
- 1,5,5,9-Tetrametil-13-Oxatriciclo(8.3.0.0(4,9))Tridecane
- 2,3,4,5, e 3,4,5,6-Tetrametiletil-Ciclo-hexanona
- 2,3,5,6-Tetrametilpirazina
- 3,4-Dimetil-1,2 Ciclopentanodiona
- 3,5- Dimetil-1,2-Ciclopentanodiona
- 3,7-Dimetil-1,3,6-Octatrieno
- 4,5-Dimetil-3-Hidroxi-2,5-Di-hidrofurano-2-ona
- 6,10-Dimetil-5,9-Undecadien-2-Um
- Ácido 3,7-dimetil-6-octenóico
- 2,4 Dimetilacetofenona

- Desidromentofurolactona
- Malonato de dietilo
- Sebacato de dietilo
- 2,3-Dietilpirazina
- Dihidro Anetol
- 5,7-Dihidro-2-Metiltieno(3,4-D) Pirimidina
- Óleo e extrato de sementes de aneto
- meta-dimetoxibenzeno
- para-Dimetoxibenzeno
- 2,6-Dimetoxifenol
- Succinato de dimetilo
- gama-Dodecalactona
- para-Etoxibenzaldeído
- 10-Undecenoato de etilo
- 2-Metilbutirato de etilo
- Acetato de etilo
- Acetoacetato de etilo
- Álcool etílico
- Benzoato de etilo
- Butirato de etilo
- alfa,para-dimetilbenzilo Álcool
- alfa,alfa-Acetato de dimetilfenilo
- alfa,alfa Butirato de dimetilfenetilo
- 2,3-Dimetilpirazina
- 2,5-Dimetilpirazina
- 2,6-Dimetilpirazina
- Dimetiltetrahidrobenzofuranone
- delta-Dodecalactona Metionina
- Metopreno
- 2-Metoxi-4-Metilfenol
- 2-Metoxi-4-Vinilfenol
- para-Metoxibenzaldeído
- l-(para-metoxifenil)-1-Penten-3-One
- 4-(para-metoxifenil)-2-Butanona

- Cinamato de etilo
- Decanoato de etilo
- Etil Fenchol
- Furoato de etilo
- Heptanoato de etilo
- Hexanoato de etilo
- Isovalerato de etilo
- Lactato de etilo
- Laurato de etilo
- Levulinato de etilo
- Etil Maltol
- Fenilglicidato de etilo e metilo
- Miristato de etilo
- Nonanoato de etilo
- Octadecanoato de etilo
- Octanoato de etilo - dl-
Mistura
- Metil naftil cetona
- Nicotinato de metilo
- Fenilacetato de metilo
- Salicilato de metilo
- Sulfureto de metilo
- 1 -(para-metoxifenil)-2-
Propanona
- Metoxipirazina
- 2-Furoato de metilo
- 2-Octoinoato de metilo
- 2-Pirrolil cetona de metilo
- Anisato de metilo
- Antranilato de metilo
- Benzoato de metilo
- Cinamato de metilo
- Dihidrojasmonato de metilo
- Éster metílico de rosina,
Parcialmente hidrogenado
- Isovalerato de metilo
- Linoleato de metilo (48%)
- Linolenato de metilo (52%)
- 4-Metil-5-Thiazoleetanol
- 4-Metil-5-Vinifiazol
- Metil-alfa-ionona
- Ácido metil-trans-2-butenóico
- 4-Metilacetofenona
- para-Metilanisol

- 3-Metil-1-Ciclopentadecanona
- 4-Metil-1-fenil-2-Pentanona
- 5-Metil-2-Fenil-2-Hexenal
- 5-Metil-2-Tiofeno-carboxaldeído
- 6-Metil-3,-5-Heptadien-2-Um
- 2-Metil-3-(para-Isopropilfenil) Propionaldeído
- 5-Metil-3-Hexeno-2-One
- l-Metil-3Metoxi-4-Isopropilbenzeno
- 4-Metil-3-Penteno-2-One
- 2-Metil-4-Fenilbutiraldeído
- 6-Metil-5-Hepteno-2-One
- Goma e extrato de bálsamo de Tolu
- Tolualdeídos
- 3-Metilbutirato de para-Tolilo

- Acetato de alfa-metilbenzilo
- Álcool alfa-metilbenzílico
- 2-Metilbutiraldeído
- 3-Metilbutiraldeído
- Ácido 2-metilbutírico
- alfa-metilcinamaldeído
- Metilciclopentenolona
- Ácido 2-metil-heptanóico
- Ácido 2-metilhexanóico
- Ácido 3-metilpentanóico
- Ácido 4-metilpentanóico
- 2-Metilpirazina
- 5-Metilquinoxalina
- 2-Metiltetrahidrofurano-3-Um
- (Metiltio)Metilpirazina (Mistura de oflsómeros) - Thymol
- Extractos de tabaco
- Tocoferóis (mistos)
- 1-Tirosina
- delta-Undercalactona
- gama-Undecalactona

- para-Tolil Acetaldeído
- Acetato de para-tolilo
- para-Tolil isobutirato
- para-Tolilfenilacetato
- Triacetina
- 2-Tridecanona
- 2-Tridecenal
- Citrato de trietilo
- 3,5,5-Trimetil -1-Hexanol
- para,alfa,alfa-
Álcool trimetilbenzílico
• 4-(2,6,6-Trimethylcyclohex-1-
Enil)But-2-En-4-One
- 2,6,6-Trimetilciclohex-2-
Ene-1,4-Diona
- 2,6,6-Trimetilciclohexa-1,
3-Dienil metano
- 4-(2,6,6-Trimetilciclohexa-
1,
3-Dienyl)But-2-En-4-One
- 2,2,6-Trimetilciclohexanona
- 2,3,5-Trimetilpirazina

- Undecanal
- 2-Undecanona, 1
- O-Undecenal
- Ureia
- Valencene
- Valeraldeído
- Extrato de raiz de valeriana, óleo
e Pó
- Ácido Valérico
- gama-valerolactona
- Valina
- Extrato de Baunilha e Oleorresina
- Vanilina
- Veratraldeído
- Óleo de Vetiver
- Vinagre
- Absoluto de folha de violeta
- Extrato de casca de noz
- Água
- Extrato e farinha de trigo
- Extrato de casca de cereja
selvagem
- Vinho e vinho Xerez

- Goma xantana - Levedura

- 3,4-Xilenol

O fumo do tabaco contém uma mistura mortal de mais de 7.000 substâncias químicas.

Centenas são tóxicas. Cerca de 70 podem causar cancro.

Eis alguns dos produtos químicos.

PRODUTOS QUÍMICOS CANCERÍGENOS

- Formaldeído: utilizado para embalsamar cadáveres
- Benzeno: Encontrado na gasolina
- Polónio 210: Radioativo e muito tóxico
- Cloreto de vinilo: Utilizado para fabricar tubos

METAIS TÓXICOS

- Crómio: Utilizado para fabricar aço
- Arsénio: Utilizado em pesticidas
- Chumbo: Uma vez utilizado em tintas
- Cádmio: Utilizado para fabricar baterias

GASES VENENOSOS

- Monóxido de carbono: Encontrado nos escapes dos automóveis
- Cianeto de hidrogénio: Utilizado em armas químicas
- Amoníaco: Utilizado em produtos de limpeza domésticos
- Butano: Utilizado no líquido de isqueiro
- Tolueno: Encontrado em diluentes de tinta

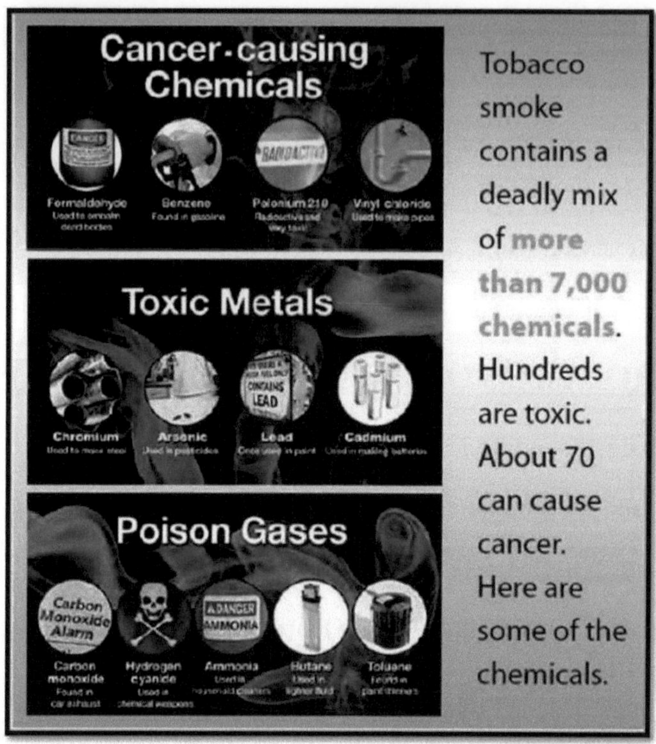

ALGUMAS DAS SUBSTÂNCIAS QUÍMICAS PRESENTES NO CIGARRO FUMO

Acetaldeído: Utilizado em colas e resinas; suspeito de ser cancerígeno; pode aumentar a absorção de outros produtos químicos perigosos pelos brônquios.

Acetona: Utilizada em solventes; irritante para a garganta, nariz e olhos; a exposição prolongada pode causar danos no fígado e nos rins.

Acroleína: Utilizada em resinas de poliéster e herbicidas; um ingrediente do gás lacrimogéneo e de outros agentes de guerra química; extremamente tóxica; intensamente irritante para o trato respiratório superior e para os olhos. Acrilonitrilo: Utilizado em resinas sintéticas, plásticos e borracha, e como fumigante; também conhecido como "cianeto de vinilo"; suspeito de ser cancerígeno para o ser humano.

1-aminonaftaleno: Utilizado no controlo de ervas daninhas; provoca cancro.

2-aminonaftaleno: Proibido em utilizações industriais; provoca cancro da bexiga. Amoníaco: Utilizado em produtos de limpeza; provoca asma e aumento da tensão arterial.

Benzeno: Utilizado em solventes, pesticidas e gasolina; provoca leucemia e outros cancros.

Benzo[a]pireno: Encontrado no piche de alcatrão de carvão, no creosoto e em alguns asfaltos; provoca cancro da pele, cancro do pulmão e redução da capacidade reprodutiva.

1,3-Butadieno: Utilizado em produtos de borracha, látex e neopreno; suspeito de ser cancerígeno.

Butiraldeído: Utilizado em solventes e resinas; poderoso irritante por inalação; afecta o revestimento do nariz e dos pulmões.

Cádmio: Utilizado em revestimentos metálicos não corrosivos, rolamentos, pigmentos e baterias de armazenamento; provoca cancro; danifica os rins, o fígado e o cérebro.

Monóxido de carbono: Produzido pela combustão (em motores a gasolina, soldadura, ferramentas a gás, etc.); diminui a função cardíaca e muscular; causa fadiga, tonturas, fraqueza; especialmente tóxico para os fetos, bebés e pessoas com doenças pulmonares ou cardíacas.

Catecol: Utilizado como antioxidante em corantes, tintas e óleos; provoca tensão arterial elevada, irritação do trato respiratório superior e dermatite.

Crómio: Utilizado em revestimentos e ligas metálicas, tratamento e conservação de madeira e pigmentos; provoca cancro do pulmão. A soldadura de aço inoxidável envolve a maior exposição.

Cresol: Utilizado em solventes, desinfectantes e conservantes de madeira; altamente irritante para a pele; os níveis agudos de inalação causam irritação do trato respiratório superior, nasal e da garganta.

Crotonaldeído: Utilizado como agente de aviso em gases combustíveis; provoca aberrações cromossómicas; foi relatado que interfere com a função imunitária.

Formaldeído: Parte da resina utilizada em painéis de partículas, painéis de fibras e contraplacado, também utilizada em espuma de isolamento. Provoca cancro nasal; pode danificar os pulmões, a pele e o sistema digestivo.

Cianeto de hidrogénio: Utilizado na produção de resinas e plásticos acrílicos e como fumigante; libertado em operações de tratamento de metais e processamento de minérios metálicos; utilizado para execuções em câmaras de gás de alguns estados; enfraquece os pulmões; provoca náuseas, dores de cabeça e fadiga.

Hidroquinona: Utilizada em tintas, vernizes e combustíveis para motores; provoca lesões oculares, irritação da pele e efeitos no sistema nervoso central. Isopreno: Utilizado na borracha; semelhante ao 1,3-butadieno; provoca irritação da pele, dos olhos e das mucosas.

Chumbo: Utilizado em tintas e ligas metálicas (solda, latão, bronze); danifica o cérebro, os nervos, os rins e o sistema reprodutor; provoca anemia e problemas de estômago; pode provocar cancro; particularmente tóxico para as crianças.

Metil-etil-cetona (MEK): Utilizada em solventes; irritante para o nariz, garganta e olhos; deprime o sistema nervoso central.

Níquel: Utilizado em aço inoxidável, outras ligas metálicas e pilhas alcalinas; provoca irritação das vias respiratórias superiores, asma brônquica e cancro.

Nicotina: Utilizada como inseticida altamente controlado; a exposição pode provocar convulsões, vómitos, depressão do sistema nervoso central, atraso no crescimento, toxicidade para o desenvolvimento dos fetos; o envenenamento ligeiro por nicotina provoca diarreia, aumento do ritmo cardíaco e da pressão arterial, dores de cabeça, tonturas e estimulação neurológica.

Óxido nítrico: Criado pela combustão da gasolina; principal contribuinte para o smog e a chuva ácida; associado à doença de Huntington, à doença de Alzheimer, à doença de Parkinson e à asma.

NNN, NNK e NAT: Estes compostos encontram-se apenas no tabaco; o NNN causa cancro e pode causar danos na reprodução; o NNK é um potente carcinogéneo para os pulmões; o NAT é um possível carcinogéneo.

Fenol: Utilizado em resinas de contraplacado e outros materiais de construção e em resinas epoxídicas; altamente tóxico; afecta o fígado, os rins, as vias respiratórias, o sistema cardiovascular e o sistema nervoso central.

Propionaldeído: Utilizado como desinfetante; provoca irritação da pele, dos olhos e do sistema respiratório.

Piridina: Utilizada em solventes; provoca irritação ocular e do trato respiratório superior; provoca náuseas, dores de cabeça e nervosismo;

pode provocar lesões hepáticas.

Quinolina: Utilizada como inibidor de corrosão e como solvente para resinas; provoca mutações genéticas; possível carcinogéneo humano; irritante ocular grave; associada a danos no fígado.

Resorcinol: Utilizado em laminados, resinas e adesivos; irritante para a pele e para os olhos.

Estireno: Utilizado em isolamento, fibra de vidro, tubos e plástico; possível carcinogéneo para o ser humano; pode causar leucemia; provoca dores de cabeça, irritação ocular, reação lenta, fadiga e tonturas.

Tolueno: Utilizado em solventes, óleos e resinas; altamente tóxico; provoca fadiga, confusão, fraqueza, perda de memória, náuseas, perda de apetite e actos de embriaguez; está associado a lesões cerebrais permanentes.

CAPÍTULO 9. RISCOS PARA A SAÚDE

"Fumar pode iniciar o seu corpo no caminho para o cancro."

Os efeitos nocivos do fumo do tabaco no ambiente podem ser observados desde 1928. Desde 1964, 2.500.000 PSs perderam a vida devido a problemas de saúde causados pelo SHS. Na década de 1970, o interesse científico pelos potenciais efeitos adversos para a saúde do fumo passivo expandiu-se. A exposição ao fumo passivo causa doenças, incapacidade e morte, afectando os vários sistemas do corpo humano. O risco para a saúde dos fumadores de correntes laterais é uma questão de consenso científico.

O efeito do fumo ambiental do tabaco nos fumadores passivos depende do estilo de vida, da dieta e do estado imunitário do indivíduo.

Os componentes presentes no fumo do tabaco no ambiente, como o amoníaco, o enxofre e o formaldeído, provocam reacções ofensivas nos olhos, nariz, garganta e pulmões, desencadeando ou agravando os sintomas se estiverem presentes desde antes.

Os efeitos agudos do tabagismo passivo incluem a diminuição do nível de anti-oxidantes e vitaminas no sangue, a diminuição do movimento ciliar, o espessamento do sangue, o aumento da frequência cardíaca em repouso, da pressão arterial, dos níveis de carboxihemoglobina no sangue e do monóxido de carbono. Outros efeitos são o aumento da relação entre o nível sérico de colesterol total e o colesterol de lipoproteínas de alta densidade, a diminuição do nível sérico de colesterol de lipoproteínas de alta densidade e o aumento da agregação plaquetária, resultando em danos na parede das células endoteliais, etc.

Doenças do ouvido: O fumo ambiental do tabaco também está associado a uma maior prevalência de fluido no ouvido médio.

Perfil lipídico: O tabagismo passivo também pode ter efeitos adversos no perfil lipídico. Há um aumento dos lípidos de baixa densidade que resulta na acumulação de colesterol, levando à obesidade e a vários problemas coronários.

Reacções alérgicas: O fumo ambiental do tabaco está associado a um aumento da permeabilidade da mucosa aos alergénios (associado a um aumento dos níveis de IgE total e específica e a um aumento da contagem de eosinófilos no sangue).

O fumador passivo pode também sofrer de várias reacções alérgicas, como erupções cutâneas, tosse, irritações oculares, pieira nos bebés, etc.

CÂNCER

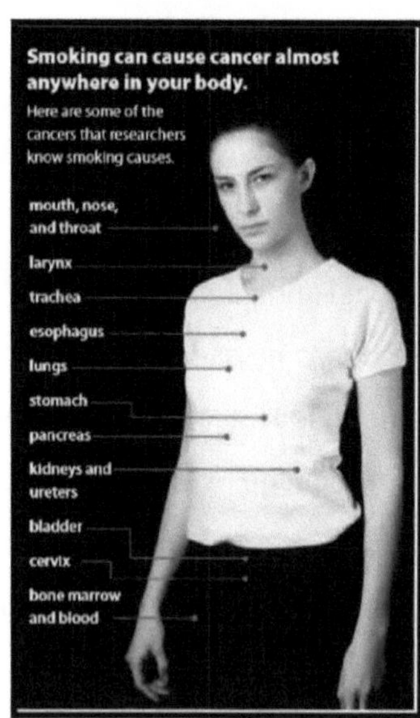

O tabagismo passivo pode aumentar em um quarto o risco de cancro do pulmão em adultos e crianças.

Quando o tabaco danifica as células, estas podem crescer descontroladamente sob a forma de cancro. Dado que as células são minúsculas, por vezes passam anos antes de se encontrar um nódulo ou de o médico ver um tumor numa ecografia.

Os danos no ADN conduzem ao cancro. O ADN é o "manual de instruções" da célula. Controla o crescimento e a função normal de uma célula. Quando o ADN é danificado, uma célula pode começar a crescer fora de controlo e criar um tumor cancerígeno. Isto acontece porque os venenos presentes no fumo do tabaco podem destruir ou alterar as instruções da célula. O próximo cigarro que fumar pode danificar o seu ADN de uma forma que conduza ao cancro.

Normalmente, o seu sistema imunitário ajuda-o a proteger-se do cancro. Envia combatentes tumorais para atacar e matar as células cancerígenas. No entanto, novas investigações mostram que os venenos presentes no fumo do cigarro enfraquecem os combatentes dos tumores. Quando isto acontece, as células continuam a crescer sem serem travadas. Por esta razão, fumar pode causar cancro e depois impedir o seu corpo de o combater.

Pode também aumentar o risco de cancros da laringe (caixa vocal) e da faringe (parte superior da garganta), o que resulta em muitos casos de cancro do pulmão de não fumadores ao longo da vida.

Respirar o fumo do tabaco quando já se tem cancro é especialmente perigoso. Novas investigações mostram que o fumo do tabaco ajuda os tumores a crescer. Pode anular os benefícios da quimioterapia. Não fumar ajudará o seu corpo a curar-se.

Há anos que os médicos sabem que fumar provoca a maioria dos cancros do pulmão. Cerca de 9 em cada 10 homens que morrem de cancro do pulmão fumam. Cerca de 3.000 não fumadores morrem todos os anos de cancro do pulmão causado pelo fumo passivo.

Dez anos depois de deixar de fumar, o risco de morrer de cancro do pulmão cai para metade. E há benefícios em deixar de fumar em QUALQUER idade. Deixar de fumar salva vidas.

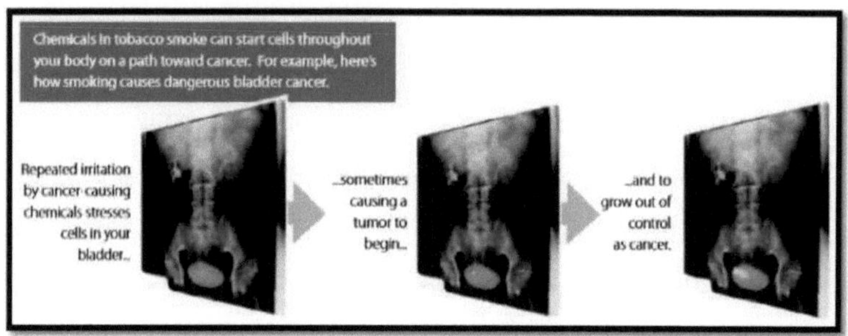

DANOS CIRCULATÓRIOS

Fumar aumenta o risco de ataque cardíaco e acidente vascular cerebral.

Fumar pode causar: aneurismas, que são vasos sanguíneos salientes que podem rebentar e causar a morte; AVC, que é a morte súbita de células cerebrais causada por coágulos sanguíneos ou hemorragias; ataque cardíaco e danos nas artérias.

Respirar o fumo do tabaco pode alterar a química do sangue

Isto danifica os vasos sanguíneos. Quase imediatamente, as células que revestem os vasos sanguíneos do corpo reagem aos venenos do fumo do tabaco. O ritmo cardíaco e a tensão arterial aumentam. Os vasos sanguíneos ficam mais espessos e mais estreitos.

Fumar altera a química do sangue

Quando se tem um corte, as células sanguíneas chamadas plaquetas juntam-se para formar um coágulo. Isto ajuda a impedir que o corte sangre. No entanto, os coágulos sanguíneos causam problemas quando se formam no interior do corpo. As alterações químicas causadas pelo tabaco tornam o sangue demasiado pegajoso. Formam-se coágulos mortais que podem bloquear o fluxo sanguíneo para o coração, cérebro ou pernas.

Respirar o fumo do tabaco provoca outras alterações no sangue

O nível de triglicéridos aumenta e o nível de "colesterol bom" diminui. Os químicos do fumo do tabaco também impedem o seu corpo de reparar os locais danificados no revestimento das suas artérias. É mais provável que se formem coágulos numa artéria danificada. Aumenta a produção de glóbulos brancos, o que leva a doenças associadas aos glóbulos brancos.

Fumar provoca ataques cardíacos e acidentes vasculares cerebrais

Fumar é uma das causas da perigosa acumulação de placas no interior das artérias. A placa é composta por colesterol e tecido cicatricial. Obstrui e estreita as artérias. Isto pode provocar dores no peito, fraqueza, ataque cardíaco ou acidente vascular cerebral. A placa pode romper-se e causar coágulos que bloqueiam as artérias. Artérias completamente bloqueadas podem causar morte súbita.

O fumo ambiental do tabaco está associado a um aumento da frequência dos batimentos cardíacos. A maior morbilidade e mortalidade relacionadas com o tabagismo passivo tem sido atribuída à doença cardíaca aterosclerótica na meia-idade e na velhice. O óxido nítrico actua inibindo a agregação plaquetária, a adesão dos monócitos à parede arterial, a proliferação dos músculos lisos e o aumento da espessura da camada íntima-média da artéria carótida comum. O mecanismo real responsável por este dano arterial não é conhecido, mas pode estar relacionado com os efeitos do fumo do tabaco nas interações entre as plaquetas e a parede do vaso ou nos produtos de oxidação ou componentes lipídicos que se alteram com a exposição prolongada ao fumo.

David S. et.al. estudou 78 indivíduos saudáveis (39 homens e 39 mulheres) com idades compreendidas entre os 15 e os 30 anos e 26 indivíduos de controlo que nunca tinham fumado ou que tinham tido uma exposição regular ao fumo ambiental do tabaco, 26 que nunca tinham fumado mas que tinham estado expostos ao fumo ambiental do tabaco durante pelo menos uma hora por dia durante três ou mais anos e 26 fumadores activos. Concluiu, assim, que o tabagismo passivo está associado a uma diminuição da dilatação dependente do endotélio, relacionada com a dose, em adultos jovens saudáveis, o que sugere uma lesão arterial precoce.

A agregação plaquetária anormal é um fator de risco independente para as doenças coronárias, havendo provas de que o tabagismo passivo pode contribuir para a aterosclerose através da sensibilização dos neutrófilos, provocando a sua ativação e subsequentes danos nos tecidos mediados por oxidantes. A disfunção endotelial é uma importante caraterística inicial do processo aterogénico nas artérias sistémicas de adolescentes e jovens adultos saudáveis em resultado do tabagismo passivo. Além disso, 30 minutos de exposição ao PS são suficientes para reduzir o fluxo sanguíneo coronário em adultos saudáveis. Assim, ocorre um número substancial de eventos coronários, com implicações para a saúde pública.

Jiang He et.al. pesquisaram as bases de dados Medline e Dissertation Abstracts Online e analisaram as citações de artigos relevantes para identificar 18 estudos epidemiológicos (10 coortes e 8 casos-controlo) que cumpriam os critérios de inclusão pré-estabelecidos. Por fim, concluiu que o tabagismo passivo está associado a um pequeno aumento do risco de doença coronária. Dada a elevada prevalência do consumo de cigarros, as consequências do tabagismo passivo para a saúde pública no que respeita às doenças coronárias podem ser importantes.

Quando as suas artérias estão estreitas e bloqueadas devido ao tabaco, pode ter outros problemas também. Os bloqueios reduzem o fluxo sanguíneo nas pernas e na pele. O tecido morre lentamente. Pode desenvolver úlceras na pele. Eventualmente, os dedos dos pés, pés ou pernas podem ficar tão danificados que têm de ser amputados.

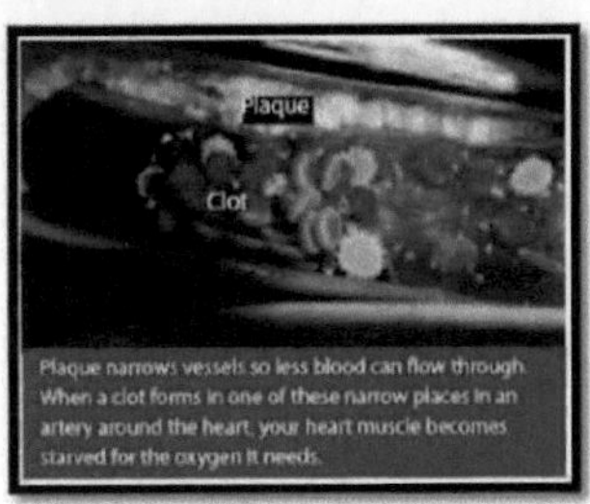

O fumo passivo desencadeia ataques cardíacos.

O fumo do tabaco prejudica qualquer pessoa que o respire. Quando se respira o fumo passivo, as plaquetas do sangue ficam pegajosas e podem formar coágulos, tal como acontece com uma pessoa que fuma. Novas investigações mostram que mesmo passar algum tempo numa sala com fumo pode desencadear um ataque cardíaco. O tabagismo não é a única causa destes problemas, mas agrava-os muito.

Deixar de fumar pode salvar a sua vida

Se já tem uma doença cardíaca ou arterial, tem anos de vida a ganhar se deixar de fumar. O risco de sofrer um ataque cardíaco diminui drasticamente apenas 1 ano depois de deixar de fumar. Ao fim de 2 a 5 anos, a probabilidade de sofrer um acidente vascular cerebral (AVC) pode diminuir para valores semelhantes aos de um não fumador. Sentir-se-á melhor e poderá ser mais ativo quando os cigarros desaparecerem da sua vida.

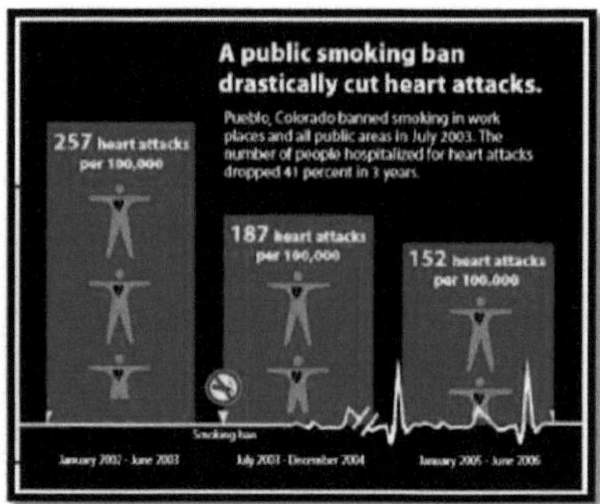

RESPIRATÓRIO

Fumar danifica os pulmões.

Mesmo depois dos 65 anos de idade, deixar de fumar pode acrescentar anos à sua vida. Irá respirar melhor e sentir-se melhor.

Cada cigarro que fuma prejudica a sua respiração. Novas investigações mostram que os venenos presentes no fumo do tabaco prejudicam o corpo a partir do momento em que entram na boca. Atacam o tecido interno no caminho para os pulmões. O comprometimento da saúde pulmonar inclui os sintomas de redução da função pulmonar, aumento da produção de expetoração, tosse e desconforto no peito.

O seu corpo está a dizer-lhe para não fumar. Na primeira vez que fuma, pode sentir os pulmões a arder. Pode tossir violentamente. Isto é, quando o seu corpo lhe está a dizer que está a ser envenenado.

Os cílios, minúsculos e semelhantes a escovas, revestem as vias respiratórias. Eles varrem o muco e a sujidade para que os seus pulmões se mantenham limpos. Com o tempo, o tabaco danifica e destrói estas escovas. A "tosse dos fumadores" surge porque o corpo produz mais muco (até 7 vezes mais), aumenta o movimento do lúmen das vias respiratórias e os cílios já não conseguem limpar os pulmões. Também estão a ocorrer outros danos.

Quando se deixa de fumar, tosse-se e pieira-se menos. Tossirá menos muco. Após alguns meses sem fumar, respirará mais facilmente.

O fumo do tabaco deixa marcas nos pulmões

Os pulmões devem ser elásticos como um balão. Expandem-se quando se inspira e comprimem-se quando se expira. Os venenos do fumo do tabaco inflamam o delicado revestimento dos pulmões. Anos a fumar podem danificar de tal forma os pulmões que estes deixam de se esticar e de trocar ar.

Fumar provoca doenças pulmonares

O tabagismo provoca a doença pulmonar obstrutiva crónica, ou DPOC. Não há cura. As pessoas com DPOC morrem lentamente devido à falta de ar. A DPOC inclui as doenças enfisema e bronquite crónica.

O enfisema faz com que as paredes entre os sacos de ar dos pulmões percam a capacidade de se esticarem e encolherem. Os sacos de ar tornam-se mais fracos e mais largos. O ar fica preso nos pulmões. Tem dificuldade em inspirar oxigénio e expirar dióxido de carbono. Se continuar a fumar, a respiração normal pode tornar-se mais difícil à medida que o enfisema se desenvolve. Com o enfisema, o tecido pulmonar é destruído, tornando muito difícil a obtenção de oxigénio suficiente. A bronquite crónica é o inchaço do revestimento dos tubos bronquiais. Quando isto acontece, o fluxo de ar que entra e sai dos pulmões é menor. Na bronquite crónica, tosse-se com muco abundante.

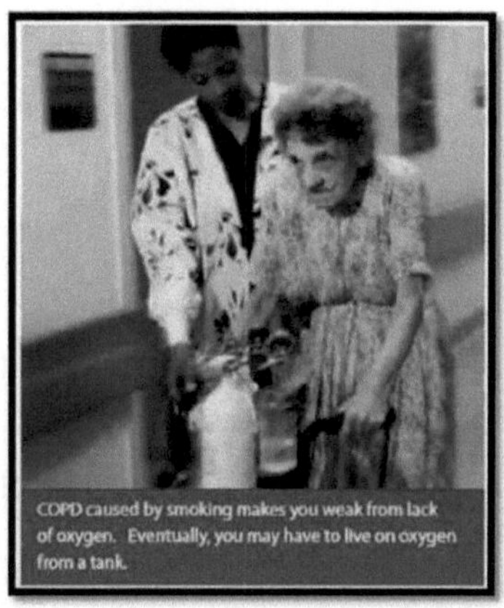

COPD caused by smoking makes you weak from lack of oxygen. Eventually, you may have to live on oxygen from a tank.

A pneumonia e os problemas respiratórios são muito mais comuns nos fumadores. Para as pessoas com asma, o simples facto de respirar o fumo de outra pessoa pode desencadear um ataque grave. As vias respiratórias ficam inflamadas e apertadas. É difícil respirar.

CAPÍTULO 10. GRAVIDEZ E FETO

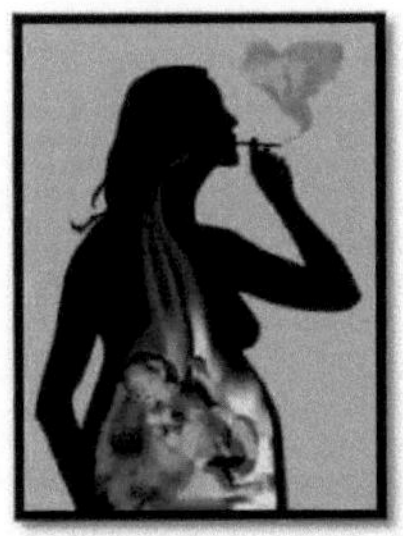

O aconselhamento individual e o apoio comportamental podem ajudar as mulheres grávidas a deixar de fumar. A investigação mostra que os programas de cessação do tabagismo reduzem o número de bebés com baixo peso à nascença e nascimentos prematuros, e aumentam o peso médio à nascença. Vários ensaios mostram que as mulheres que participam em programas de cessação tabágica têm mais probabilidades de se sentirem menos stressadas e deprimidas e de terem uma melhor autoestima, em comparação com as mulheres que recebem os cuidados habituais. Embora deixar de fumar no início da gravidez produza os maiores benefícios, deixar de fumar em qualquer altura da gravidez reduz o risco para o bebé. Todas as mulheres que continuam a fumar devem receber ajuda para deixar de fumar durante a gravidez.

As mulheres grávidas que continuam a ser fumadoras activas estão sujeitas a um risco acrescido de aborto espontâneo e de nado-morto, de parto prematuro e de baixo peso à nascença, de morte súbita inesperada em bebés, que inclui a síndrome da morte súbita do lactente e a morte no berço, e de várias complicações durante o parto, etc. Nas mulheres grávidas, fumadoras activas, com um feto de duas semanas, observou-se um aumento da complacência pulmonar nas crianças após o nascimento, uma vez que a névoa venenosa provoca vários efeitos nocivos nas propriedades elásticas dos pulmões do feto.

CAPÍTULO 11. CRIANÇAS

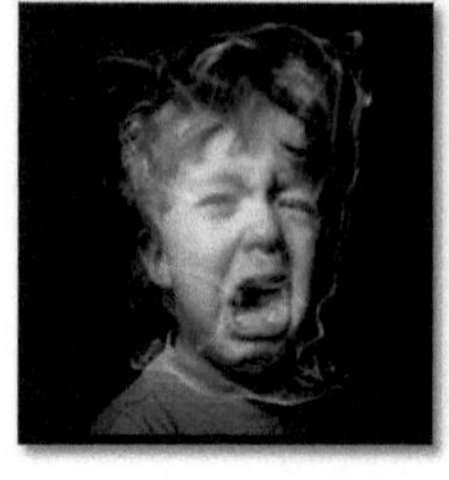

'Passive smoking kills 6 lakh a year'

Second-hand smoke is killing six lakh people a year, including 1.65 lakh children before they turn five, says a study by the World Health Organization, the first of its kind, in 192 countries. Smoking itself kills 51 lakh people world over, the study said. P 15

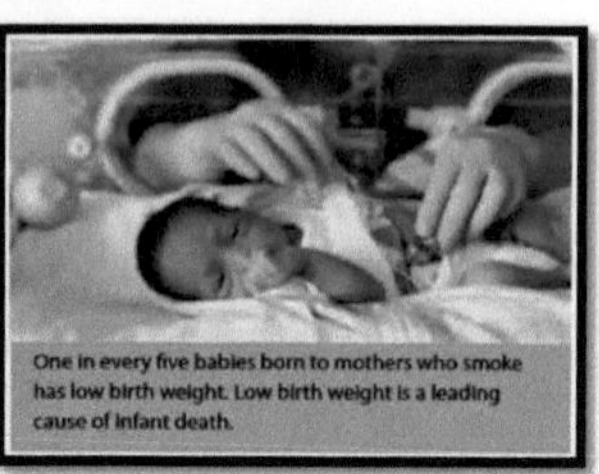

Fumar prejudica a reprodução e a saúde dos seus filhos.

Fumar ou respirar o fumo passivo pode tornar mais difícil ser pai ou mãe. A investigação mostra que o fumo do tabaco diminui as suas hipóteses de ter um bebé saudável.

Fumar prejudica as pessoas que desejam ser pais. Fumar reduz as hipóteses de uma mulher engravidar. As substâncias químicas presentes no fumo interferem com o funcionamento dos tubos que os óvulos percorrem para chegar ao útero. Isto pode diminuir a fertilidade ou levar a complicações na gravidez.

Os investigadores descobriram também que fumar pode danificar o ADN do esperma dos homens. Estes danos no ADN podem diminuir a fertilidade, causar defeitos congénitos ou conduzir a abortos espontâneos.

Fumar prejudica os fetos. Fumar prejudica a reprodução e a saúde dos seus filhos. Fumar durante a gravidez aumenta o risco de complicações na gravidez, parto prematuro, bebés com baixo peso à nascença, nados-mortos e síndrome da morte súbita do bebé (SIDS). O parto prematuro é quando um bebé nasce demasiado cedo. Baixo peso à nascença é quando um bebé pesa menos de 1,5 kg. Os bebés que nascem demasiado cedo ou demasiado pequenos não são tão saudáveis. Os bebés cujas mães fumam têm cerca de 3 vezes mais probabilidades de morrer de SIDS (morte no berço).

O fumo do tabaco danifica os tecidos do cérebro e dos pulmões do feto em crescimento. Quando uma mulher grávida fuma, também pode haver problemas com o crescimento da placenta (o órgão que alimenta o bebé). Os problemas com a placenta podem levar a um aborto espontâneo, parto prematuro ou baixo peso à nascença. Fumar pode até fazer com que a placenta se desprenda do útero demasiado cedo. Se isto acontecer, pode abortar ou dar à luz o seu bebé demasiado cedo.

O fumo do tabaco prejudica os bebés e as crianças. As mães sabem que é importante deixar de fumar enquanto estão grávidas. Mas começar a fumar novamente depois de o bebé nascer também é perigoso. Os bebés que respiram fumo passivo têm mais probabilidades de morrer de SIDS.

Os bebés e as crianças que respiram o fumo passivo têm outros problemas de saúde. Os seus pulmões não funcionam tão bem. Mais de metade de todas as crianças nos Estados Unidos respiram fumo passivo em casa, nos carros ou em locais públicos. Mais de 300.000 crianças sofrem todos os anos de infecções causadas pelo fumo do tabaco, incluindo bronquite, pneumonia e infecções nos ouvidos. Elas sibilam e tossem com mais frequência.

Para as crianças que sofrem de asma, respirar o fumo passivo pode desencadear um ataque. O ataque pode ser suficientemente grave para mandar uma criança para o hospital. Por vezes, um ataque de asma é tão grave que a criança morre. O tabagismo passivo é particularmente perigoso para as crianças. Para as crianças, a maior parte da exposição ao tabagismo passivo ocorre em casa. O risco do fumo ambiental do tabaco para as crianças tem uma relação inversa com a idade. As crianças expostas ao fumo passivo correm um risco mais elevado de contrair infecções respiratórias (especialmente infecções do trato respiratório inferior, como bronquite, pneumonia, etc.), asma, meningite bacteriana, diminuição da função pulmonar e crescimento mais lento, aumento da produção de muco (fleuma) (até 7 vezes), tosse, aumento do movimento do lúmen das vias respiratórias, ouvido de cola (infecções do ouvido médio), síndrome da morte súbita do lactente e morte no berço (a morte inexplicada de um bebé enquanto dorme). A SP mata 6 lakhs por ano, incluindo 1,65 lakh crianças antes de completarem 5 anos de idade, diz um estudo da Organização Mundial de Saúde (OMS), o primeiro do género, em 192 países.

Nas doenças para as quais o FTA tem uma relação causal conhecida ou é um fator de risco conhecido, pode ser calculado um fator de risco atribuível à população. São registados cerca de 8 000-26 000 novos casos de asma em crianças de mães que fumam mais de 10 cigarros por dia; se forem considerados níveis de exposição inferiores, o número de novos casos de asma causados pelo FTA é de 13 000-60 000 por ano. A exposição ao FTA é um fator agravante importante em 10%, ou 200 000, dos casos de asma em crianças. Mais difícil de detetar, a exposição sem limiar a níveis mais baixos de FTA pode ser responsável pelo agravamento de mais de 1 milhão de casos de asma em crianças. Aproximadamente 150 000 a 300 000 casos de infecções respiratórias agudas em crianças com menos de 18 meses são atribuídos ao FTA, sendo responsáveis por 7 500 a 15 000 hospitalizações por ano. Os dados demonstram uma relação contínua entre as infecções virais respiratórias agudas e o FTA em bebés a partir dos 2 anos de idade.

CÂMARAS FECHADAS

Em compartimentos ou espaços fechados, tais como automóveis, pequenas salas sem ventilação com portas fechadas, etc., os níveis de concentração do fumo do tabaco no ambiente são extremamente elevados. Especialmente nos automóveis, nomeadamente durante as longas viagens nocturnas em que o condutor tem vontade de fumar para se manter acordado, a intensidade da exposição ao fumo do tabaco aumenta 3 vezes para as crianças e outros passageiros, de acordo com as normas europeias recomendadas em matéria de poluição atmosférica. Mas o nível varia muito com a quantidade de presença do fumo do tabaco ambiental, com as janelas do carro totalmente abertas e/ou com a utilização do ar condicionado. Os níveis máximos podem atingir 35 vezes, de acordo com os níveis recomendados.

CAPÍTULO 12. DIABETES

Fumar torna a diabetes mais difícil de controlar.

A nova ciência mostra que as pessoas com diabetes são especialmente afectadas pelo fumo do tabaco.

Os benefícios para a saúde das pessoas com diabetes que deixam de fumar começam imediatamente. Os diabéticos que deixam de fumar têm um melhor controlo dos seus níveis de açúcar no sangue.

Os fumadores com diabetes têm maior risco de complicações graves, incluindo:

- Doença cardíaca e renal - amputação - retinopatia (doença ocular que provoca cegueira) - neuropatia periférica (lesão dos nervos). Estas lesões provocam um curto-circuito no sistema elétrico do corpo. Provocam dormência, dor, fraqueza e falta de coordenação. As pessoas com diabetes que fumam têm três vezes mais probabilidades de sofrer estas lesões nervosas.

Não fumar pode tornar a diabetes mais fácil de controlar. Pode até recuperar mais rapidamente de uma cirurgia.

CAPÍTULO 13. SISTEMA IMUNITÁRIO

O uso habitual de cigarros resulta no contacto repetido com milhares de químicos. Os investigadores demonstraram que os antigénios do tabaco e do fumo do cigarro são capazes de estimular uma resposta imunitária (Becker et al. 1976; Romanski e Broda 1977; Lehrer et al. 1978, 1980; Francus et al. 1988). Dados experimentais sugerem que a própria nicotina pode afetar o sistema imunitário, e pelo menos um investigador identificou uma reação alérgica à nicotina numa pessoa exposta ao fumo do cigarro (Lee et al. 1998; McAllister-Sistilli et al. 1998). Para além da nicotina, existem outros químicos imunologicamente activos no fumo do cigarro, incluindo o aditivo comum mentol (Rappaport e Hoffman 1941; McGowan 1966; Becker et al. 1976; Johnson et al. 1990; Mudzinski 1993; Li et al. 1997). A investigação sobre os mecanismos subjacentes à sensibilização alérgica induzida pelo fumo do cigarro sugere que a exposição ao fumo do cigarro suprime a tolerância normal à matéria alergénica inalada comum (Moerloose et al. 2006). A exposição à ovalbumina, um antigénio inerte, e ao fumo convencional de cinco cigarros de referência 2R4F não filtrados produziu um aumento significativo da IgE específica da ovalbumina e uma inflamação das vias respiratórias rica em eosinófilos e células caliciformes em ratos B alb/c machos. Nos ratos expostos à ovalbumina e ao fumo do cigarro, os níveis da citocina IFN-y e da quimiocina regulada pelo timo e pela ativação foram significativamente mais elevados, tal como o número de células dendríticas, que são especializadas na captura de antigénios, migração e estimulação de células T; linfócitos T CD4-positivos e CD8-positivos activados; e infiltrados peribrônquicos com eosinófilos. Os ratos expostos apenas ao fumo do cigarro não apresentaram aumento da IgE sérica, aumento do número total de células no fluido BAL, hiperplasia das células caliciformes no tecido pulmonar ou aumento dos níveis de citocinas e quimiocinas no sobrenadante do fluido BAL.

Um conjunto de provas sugere que a exposição ao fumo do cigarro produz alterações na função imunitária celular e humoral em seres humanos e animais de laboratório (Johnson et al. 1990). Os sistemas imunitário e de defesa do hospedeiro são altamente conservados em todas as espécies; assim, os órgãos e as células do sistema imunitário dos seres humanos, ratinhos e ratos são semelhantes (Selgrade et al. 1995). No entanto, o efeito do fumo do cigarro no sistema imunitário depende da espécie, da duração e do nível de exposição. As exposições de curto prazo e de baixo nível geralmente não afectam o sistema imunitário ou podem ser estimulantes, ao passo que as exposições de longo prazo (seis meses ou mais) ou os níveis elevados de exposição se revelaram imunossupressores (Thomas et al. 1974; Holt et al. 1978; Gregson e Prentice 1981; Sopori et al. 1985; Johnson et al. 1990). Foram observadas alterações relacionadas com o tabagismo no sistema imunitário periférico em seres humanos (Stratton et al. 2001). Estas alterações incluíam contagens elevadas de glóbulos brancos; contagens elevadas de células T citotóxicas ou supressoras; contagens baixas de células T indutoras ou auxiliares; ligeira supressão da atividade dos linfócitos T; atividade significativamente mais baixa das células assassinas naturais; títulos baixos de imunoglobulina circulante, exceto para títulos elevados de IgE; e maior suscetibilidade a infecções. Os investigadores observaram efeitos semelhantes em animais. Mais recentemente, os investigadores relataram uma diminuição da resposta imunitária e da resistência a células tumorais transplantadas em ratos com exposição pré-natal a cigarros (Ng et al. 2006).

Os animais expostos ao fumo do cigarro durante períodos prolongados eram mais susceptíveis a desafios com células tumorais e agentes infecciosos do que os animais não expostos (Johnson et al. 1990). Os cientistas estudaram ratos machos C57BL/6J com 26 semanas de exposição ao fumo de um cigarro kingsize com ponta de filtro, com sete a oito minutos de exposição ao fumo de 30 cigarros por dia em cinco dias consecutivos por semana e inoculação subcutânea com células tumorais (Chalmer et al. 1975). Os tumores nos ratos tinham um volume médio significativamente mais elevado, que é uma medida da taxa de crescimento do tumor, do que os controlos não expostos. Este grupo também apresentava metástases pulmonares maiores e significativamente mais numerosas. Os animais expostos durante apenas 10 semanas apresentaram um volume médio de tumor significativamente inferior ao dos ratos de controlo. Num estudo com ratinhos fêmeas C57BL/6, os efeitos tóxicos para o sistema imunitário celular induzidos pelo fumo do cigarro resultaram numa diminuição da neutralização viral, que se reflectiu em reduções significativas dos níveis de anticorpos contra o adenovírus sérico e numa diminuição das células T CD4 activadas no pulmão após a administração do adenovírus (Robbins et al. 2004). O regime diário subcrónico, que consistia na exposição ao fumo convencional de cigarros de referência 1R1 ou 1R3, também reduziu significativamente o número de células dendríticas no pulmão. A exposição inibiu a expansão das células T CD4 e a ativação máxima e reduziu o número de células T CD4 e CD8 activadas em resposta à administração de adenovírus. Os animais expostos ao fumo tinham percentagens de macrófagos pulmonares, células B e células CD4 e CD8 semelhantes às dos controlos sem exposição ao fumo do cigarro. Os linfócitos T citotóxicos CD8 são as principais células efectoras envolvidas na destruição imunológica específica de tumores in vivo, e as células T CD4 são essenciais para controlar a erradicação de tumores dependente das células T CD8 (Shiku 2003).

Noutro estudo, foram injectadas células tumorais na descendência de ratinhos fêmeas expostos ao fumo do cigarro e a controlos apenas com ar (Ng et al. 2006). O tamanho da ninhada, mas não o peso corporal da descendência, foi significativamente reduzido pela exposição pré-natal ao fumo do cigarro. A descendência masculina injectada com células tumorais às 5 ou 10 semanas de idade e a descendência feminina injectada às 5 semanas tiveram um aumento significativo na incidência de tumores em comparação com a descendência de ratos expostos apenas ao ar. Os tumores cresceram significativamente mais depressa na descendência masculina com exposição pré-natal ao fumo do cigarro. Os cientistas não observaram qualquer efeito relacionado com o tratamento no tempo de formação do tumor. A atividade dos linfócitos T citotóxicos nos cachorros machos expostos ao fumo do cigarro foi significativamente reduzida, mas não foram observados efeitos na atividade das células assassinas naturais, nos níveis de citocinas, na histologia dos órgãos linfóides ou nas subpopulações de células imunitárias. Os cientistas estudaram ratinhos adultos que eram susceptíveis (estirpe A/J) ou resistentes (estirpe C3H) a tumores pulmonares e que foram expostos ao carcinogéneo do tabaco NNK (Razani-Boroujerdi e Sopori 2007). Os resultados sugerem que as diferenças na resposta imunitária aos carcinogéneos químicos previam diferenças na resposta do tumor aos carcinogéneos. Em ratinhos A/J, mas não em ratinhos C3H, o tratamento intraperitoneal com NNK suprimiu as células formadoras de placas de anticorpos anti-células vermelhas do sangue de ovelha; a proliferação de células T induzida pela concanavalina A; e o aumento do cálcio intracelular induzido pelo anticorpo anti-CD3/CD28. O NNK também estimulou uma expressão significativamente mais elevada de ciclo-oxigenase-2 e de receptores nicotínicos de acetilcolina a7 nos pulmões de ratinhos A/J do que nos pulmões de ratinhos C3H. Os tratamentos com NNK administrados neste estudo resultaram em tumores pulmonares em todos os ratinhos A/J, mas não nos ratinhos C3H.

A exposição subcrónica (14 semanas) a uma concentração de 6 por cento do fumo de cigarros de alcatrão médio filtrado (baforada de dois segundos, uma baforada por minuto, baforada de 35 ml) resultou num aumento da atividade dos macrófagos alveolares em ratos Wistar (Gregson e Prentice 1981). A atividade dos macrófagos e o aumento dos níveis de fosfatase ácida dos macrófagos dependiam da dose e do tempo. Num estudo com ratos Sprague-Dawley, a exposição de 21 ou mais semanas ao fumo dominante dos cigarros de referência 2R1 levou a uma inibição significativa da produção de anticorpos nas células dos nódulos linfáticos associadas ao pulmão (Sopori et al. 1989). Exposições mais longas de 35 a 39 semanas reduziram significativamente a resposta de formação de placas de células noutros tecidos linfóides. A resposta de formação de placas das células dos gânglios linfáticos associadas ao pulmão a um antigénio independente das células T foi acentuadamente reduzida em comparação com a resposta das células de ratos de controlo. As respostas proliferativas do tecido linfoide associado ao pulmão a mitogénios de células T não foram afectadas por esta exposição, pelas quantidades relativas de células T e B nas células dos gânglios linfáticos associadas ao pulmão ou no baço, ou pela função dos macrófagos no baço.

Noutro estudo sobre os efeitos imunossupressores da exposição ao fumo do cigarro em ratos F-344 fêmeas, a exposição crónica e diária de todo o corpo, até 30 meses, ao fumo principal dos cigarros de referência 1R3 (baforada de dois segundos, duas baforadas por minuto, baforada de 70 ml) reduziu a proliferação mediada pelo antigénio das células T e levou à ativação constitutiva de enzimas envolvidas na ativação do recetor do antigénio das células T, tirosina fosforilase e fosfolipase C-γl (Kalra et al. 2000). Aos oito meses, a proliferação das células T no baço foi significativamente reduzida em resposta ao anticorpo anti-CD3, que se liga diretamente ao recetor do antigénio das células T e provoca a proliferação das células T na ausência de ativação do CD28 nas células T. Outras provas relacionadas com o tratamento de uma sinalização alterada das células T mediada por antigénios foram a depleção das reservas de cálcio sensíveis ao inositol-1,4,5-trifosfato e a diminuição da mobilização de cálcio nas células do baço após a ligação do recetor do antigénio das células T.

EFEITOS ENDÓCRINOS E OUTROS

Foram registadas alterações na glucose sanguínea em vários bioensaios com roedores. A exposição única, mas não repetida, ao fumo de cigarro produziu um aumento significativo dos níveis de glucose no sangue em ratos Sprague-Dawley anestesiados e ventilados mecanicamente. O fumo foi inspirado através de uma cânula traqueal (Iida et al. 1998). Noutro estudo, a exposição subcrónica por inalação nasal ao fumo principal de cigarros mentolados ou não mentolados (inalação de dois segundos, uma inalação por minuto, inalação de 35 ml) resultou numa diminuição significativa dos níveis de glucose no sangue num grupo de doses elevadas de ratos F-344 expostos ao fumo de cigarros mentolados ou não mentolados, em comparação com animais de controlo não expostos (Gaworski et al. 1997). Da mesma forma, a exposição subcrónica apenas pelo nariz ao fumo principal dos cigarros de referência 1R4F (uma baforada por minuto, baforada de 35 ml) produziu uma diminuição significativa do nível de glicose num grupo de dose elevada de ratos Sprague-Dawley machos e nos dois grupos de ratos fêmeas com doses mais elevadas (Terpstra et al. 2003).

Andersson e colegas (1985) estudaram a exposição aguda, apenas pelo nariz e intermitente ao fumo de um, dois ou quatro cigarros de referência 1R1 não filtrados. Esta exposição resultou em aumentos dependentes da dose na utilização de catecolaminas nos sistemas de terminais nervosos de dopamina e noradrenalina no hipotálamo de ratos machos Sprague-Dawley. A hormona luteinizante, a prolactina e a hormona estimulante da tiroide foram significativamente mais baixas, de forma dependente da dose, nos ratos tratados do que nos controlos. A corticosterona foi significativamente aumentada nos ratos com a exposição mais elevada. A hormona folículo-estimulante, a hormona adrenocorticotrópica (ACTH) e a vasopressina não foram afectadas pela exposição ao fumo do cigarro. Os animais tratados receberam exposição apenas ao nariz, mas os controlos foram expostos apenas ao ar.

Num estudo subsequente, estes investigadores relataram que, em contraste, a exposição aguda e contínua de ratos Sprague-Dawley machos ao fumo de um, dois ou quatro cigarros de referência 1R1 não filtrados produziu reduções menores nos níveis de catecolaminas e aumentos na renovação de catecolaminas e não produziu um aumento na utilização de dopamina na eminência média (Andersson et al. 1987). Os investigadores propuseram que a exposição intermitente ao fumo do cigarro produzia efeitos eufóricos e neuroendócrinos mais fortes do que a exposição contínua ao fumo do cigarro. Tal como acontece com os ratos machos, as ratas Sprague-Dawley em diestro com exposição intermitente de 30 minutos, apenas pelo nariz, ao fumo de um, dois ou quatro cigarros de referência 1R1 não filtrados apresentaram níveis reduzidos de catecolaminas e um aumento da utilização de catecolaminas nos sistemas terminais nervosos hipotalâmicos e pré-ópticos de noradrenalina e uma diminuição da prolactina sérica e da hormona luteinizante (Andersson et al. 1985). Os efeitos foram dependentes da dose e do tempo. Em contraste com os resultados obtidos em ratos machos (Andersson et al. 1985), nas ratas fêmeas, a exposição ao fumo do cigarro provocou níveis mais baixos de dopamina e noradrenalina na eminência média e níveis mais baixos de ACTH (Andersson et al. 1988). A exposição ao fumo do cigarro não inibiu a secreção da hormona estimulante da tiroide nas ratas como aconteceu com os ratos machos. Os níveis de catecolaminas foram medidos em ratos Sprague-Dawley machos durante 48 horas, 72 horas ou 7 dias após um regime de exposição que consistia numa exposição diária de 2 horas ao fumo de dois cigarros de referência 1R1 não filtrados durante 10 dias (Andersson et al. 1989). 48 horas após a exposição, foram observados níveis significativamente mais baixos de corticosterona sérica e prolactina sérica, que foram atribuídos à manutenção da ativação na utilização da dopamina. Às 72 horas, os níveis séricos de prolactina eram ainda significativamente mais baixos do que os dos controlos. As regiões cerebrais de maior utilização de catecolaminas em ratos expostos ao fumo do cigarro diminuíram com o tempo e estavam ausentes sete dias após a exposição. Os níveis de ACTH não foram alterados em relação aos dos controlos expostos apenas ao ar.

Jansson e colegas (1992) descobriram que a idade de início das alterações endócrinas pós-natais variava consoante a duração da exposição ao fumo do cigarro. Ratos Sprague-Dawley machos foram expostos diariamente ao fumo de dois cigarros de referência 1R1, começando no dia 1 após o nascimento e continuando durante 5, 10 ou 20 dias. Os ratos foram sacrificados 24 horas após a exposição de 10 ou 20 dias. As crias de ratos tiveram um aumento significativo dos níveis séricos da hormona luteinizante em comparação com os níveis das crias de controlo expostas apenas ao ar. Os animais sacrificados sete meses após a exposição de 20 dias registaram um aumento significativo dos níveis séricos de prolactina. Os cachorros sacrificados 24 horas após uma exposição de 20 dias registaram um aumento significativo da utilização de catecolaminas na zona da paliçada medial da eminência média e uma redução substancial da utilização de catecolaminas nas partes parvocelular e magnocelular do núcleo hipotalâmico paraventricular. Não foram observadas alterações na utilização de catecolaminas nos animais sacrificados sete meses após a exposição de 20 dias ao fumo do cigarro. Os níveis séricos de corticosterona e a utilização de dopamina e norepinefrina no hipotálamo não foram significativamente diferentes nos ratos expostos ao fumo e nos controlos.

Outros investigadores observaram aumentos estatisticamente significativos no peso da glândula suprarrenal em relação ao peso corporal em ratos Sprague-Dawley após exposição subcrónica por inalação ao fumo de cigarros de referência 1R4F (uma baforada por minuto, baforada de 35 ml) (Terpstra et al. 2003). Em comparação com os controlos fictícios, o peso da glândula suprarrenal esquerda aumentou para os machos nos dois grupos com as doses mais elevadas, enquanto as fêmeas tiveram um aumento no peso das glândulas supra-renais esquerda e direita nos dois grupos com as doses mais elevadas.

Existe uma relação inversa entre o tabagismo e o peso corporal nos seres humanos, e acredita-se que a nicotina seja o mediador químico (Chen et al. 2005). A administração direta de nicotina a seres humanos ou animais diminui o peso corporal e a ingestão calórica. Os cientistas conceberam um estudo para determinar o efeito da exposição a curto prazo ao fumo do cigarro no controlo do apetite em ratos Balb/c machos. A exposição por inalação ao fumo de três cigarros comerciais por dia durante quatro dias levou a uma diminuição significativa das concentrações plasmáticas de leptina, uma hormona que sinaliza a saciedade (Chen et al. 2005). Os animais expostos ao fumo apresentaram uma diminuição da expressão do ARNm do tecido adiposo branco UCP1 (uma proteína de desacoplamento mitocondrial envolvida no metabolismo energético) e um aumento da expressão do ARNm do tecido adiposo castanho UCP3. A ingestão de alimentos e o peso corporal diminuíram significativamente nos animais expostos ao fumo, em comparação com os animais dos controlos simulados, apesar de as concentrações plasmáticas de corticosterona não terem sofrido alterações. As concentrações do neuropeptídeo Y hipotalâmico, que estimula o comportamento alimentar, não foram afectadas pelo regime de exposição aguda. Neste estudo, foi utilizada apenas uma concentração de fumo e não foram fornecidos pormenores sobre as condições da máquina de fumo. Outros estudos em animais com períodos mais longos de exposição ao fumo do cigarro também documentaram uma perda de peso ou um ganho de peso reduzido nos animais tratados, em comparação com os animais de controlo não expostos (Ayres et al. 2001; Carmines et al. 2003; Witschi et al. 2004).

ANÁLISE/EXAME

BIOMARCADORES

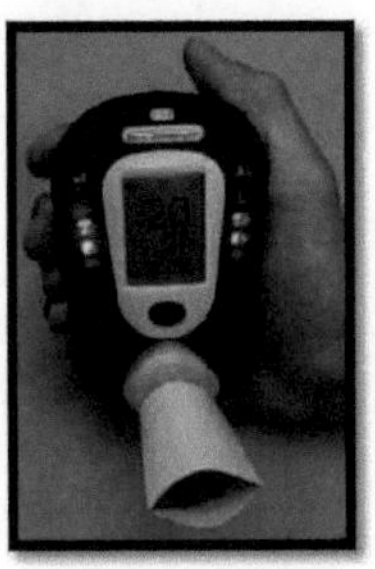

A imagem acima mostra um monitor de CO no ar expirado que apresenta a concentração de monóxido de carbono de uma amostra de ar expirado (em ppm) com a correspondente concentração percentual de carboxihemoglobina.

Os marcadores biológicos utilizados para avaliar os vários parâmetros do fumo ambiental do tabaco incluem o monóxido de carbono monitorizado através do hálito, a nicotina, a cotinina, os tiocianatos e as proteínas, etc. O monitor de CO do ar expirado mostra a concentração de monóxido de carbono de uma amostra de ar expirado (em ppm) com a correspondente concentração percentual de carboxihemoglobina. Os parâmetros da nicotina obtidos de fumadores activos e fumadores passivos eram equivalentes, mostrando alterações comportamentais semelhantes tanto nos fumadores activos como nos passivos.

O monóxido de carbono, quando monitorizado através da respiração, é o biomarcador mais fiável da exposição ao fumo passivo, do consumo de tabaco e dos doentes com suspeita de envenenamento por CO. Com elevada sensibilidade e especificidade, não só fornece uma medida exacta, como também é um teste não invasivo, altamente reprodutível e de baixo custo.

Nível de cotinina no sangue: O nível de cotinina do fumador passivo pode ser medido através da análise da saliva, da urina ou do sangue. A cotinina é criada quando o corpo decompõe a nicotina presente no fumo do tabaco.

CAPÍTULO 14. DIAGNÓSTICO

Um historial das seguintes situações pode sugerir uma exposição ambiental ao fumo do tabaco:

- Pneumonia recorrente
- Asma
- Bronquite
- Infecções do trato respiratório superior
- Otite média
- Sinusite

No entanto, o diagnóstico da exposição ao tabagismo passivo (fumo passivo) é obtido principalmente através da história. Os outros métodos são:

- Os níveis de cotinina urinária têm limitações e variam muito entre indivíduos. Até 50% dos não fumadores podem apresentar cotinina urinária, o que demonstra a ubiquidade da exposição.

  - Os níveis são geralmente baixos e inferiores a 1% dos encontrados nos fumadores.
  - A cotinina é um biomarcador da exposição ambiental ao fumo do tabaco (FTA), mas pode não estar relacionada com o efeito adverso em estudo.
  - A cotinina pode não ser específica para a exposição ao FTA, uma vez que a nicotina da dieta (por exemplo, beringela, pimento verde, chá, tomate) pode elevar os níveis de cotinina.
  - Podem também ser medidos os níveis salivares ou séricos.

- Para além de uma história clínica, os questionários são o método mais comum para tentar quantificar a exposição ao FTA, mas estes podem ser limitados por uma falta de compreensão do questionário, preconceitos, falhas de memória ou alteração intencional das respostas.

CAPÍTULO 15. REDUÇÃO DO RISCO DE PS

Se o fumador ativo não quiser ou não puder abandonar imediatamente o hábito, existem várias formas de ajudar a proteger a saúde das pessoas com quem vive.

As sugestões incluem:

• Existe uma ideia errada de que a máscara bucal pode evitar o tabagismo passivo.

• Restringir o uso do cigarro a uma ou duas divisões. No entanto, permitir que alguém fume apenas numa divisão não protege os não fumadores. O fumo dos corredores e das escadas também entra no interior.

• Os visitantes não devem ser autorizados a fumar dentro de casa.

• Os automóveis e outros locais fechados devem ser tornados não fumadores.

• Evite levar as crianças a locais onde haja fumadores activos.

• A prevenção dos efeitos do fumo do tabaco no ambiente (FTA) faz-se através da prevenção do tabagismo; no entanto, os efeitos da educação no que respeita à redução da exposição das crianças ao FTA no meio familiar não são bem conhecidos.

• Uma prática clínica comum nos consultórios de pediatria e pneumologia pediátrica é aconselhar os pais contra o tabagismo e, em particular, focar a cessação do tabagismo em casa e no carro. A ênfase é colocada na importância de manter esta regra em todos os momentos, não apenas quando a criança está presente; no entanto, a eficácia desta abordagem não foi bem estudada.

• É evidente que as preocupações dos pais com a saúde da criança são factores de motivação para alterar o comportamento dos pais, tanto durante a gravidez como após o nascimento.

• A promulgação de leis relativas à exposição ao FTA em espaços públicos reduziu significativamente a exposição em muitas comunidades, mas estas leis variam quanto ao grau de agressividade com que são promulgadas ou aplicadas.

o As leis contra o fumo em locais públicos começaram a surgir na década de 1970. Em 1977, o primeiro decreto moderno que limitava o fumo em restaurantes e outros locais públicos foi promulgado em Berkeley, Califórnia.

o Na sequência do relatório do Surgeon General de 1986 sobre as consequências para a saúde do tabagismo involuntário, o número de decretos cresceu rapidamente para quase 400 em 1988.

o Os regulamentos limitam geralmente o FTA em espaços públicos confinados, locais de trabalho e restaurantes.

o As restrições nos restaurantes são normalmente limitadas; é normalmente exigido que uma parte do espaço ou dos lugares disponíveis seja reservada aos não fumadores.

o Normalmente, não são adoptados regulamentos especiais relativos à ventilação.

o Após a publicação do projeto de relatório da Agência de Proteção Ambiental (EPA) sobre a avaliação dos riscos do FTA em 1990, começou a surgir uma regulamentação mais agressiva, incluindo decretos que proibiam fumar em restaurantes.

o Em 1992, o número de leis antitabaco aprovadas começou a

aumentar significativamente.

• A indústria do tabaco respondeu tentando pressionar para a promulgação de leis estaduais que sejam menos restritivas e que limitem a capacidade do governo local de promulgar leis mais agressivas.

o A indústria do tabaco contestou legalmente algumas leis com base em fundamentos constitucionais, mas os tribunais estaduais e federais têm consistentemente mantido a constitucionalidade das leis locais.

o Em 1993, estavam em vigor 543 decretos municipais e distritais sobre o consumo de tabaco.

• A população em mais rápido crescimento exposta ao FTA (e a fonte de uma proporção significativamente grande da exposição ao FTA em crianças) é a dos filhos de mães jovens de estatuto socioeconómico inferior. Por este motivo, a prevenção do tabagismo na população adolescente deve ter um impacto direto na exposição ao FTA nos bebés.

• No relatório do Surgeon General de 1994, intitulado *Preventing Tobacco Use Among Young People (Prevenir o consumo de tabaco entre os jovens),* chegou-se às seguintes conclusões principais:

o Quase todos os utilizadores adultos de tabaco começaram a consumir durante a adolescência; isto sugere que, se os adolescentes fossem mantidos livres de tabaco, a maioria nunca começaria a consumir tabaco.

o A maioria dos jovens fumadores é viciada em nicotina e afirma que quer deixar de fumar, mas não consegue. Têm taxas de recaída e sintomas de abstinência semelhantes aos registados pelos adultos.

o O tabaco é frequentemente a primeira droga consumida pelos jovens que consomem álcool, marijuana e outras drogas.

o Entre os jovens, os que têm níveis mais baixos de aproveitamento escolar, menos competências para resistir a influências generalizadas para consumir tabaco, amigos que consomem tabaco e uma autoimagem mais baixa têm mais probabilidades de consumir tabaco do que os seus pares.

o A publicidade aos cigarros parece aumentar o risco de os jovens fumarem, afectando as suas percepções da difusão, imagem e função do tabaco.

o Os esforços a nível comunitário que incluem aumentos dos impostos sobre o tabaco, a aplicação de leis de acesso a menores, campanhas de comunicação social orientadas para os jovens e programas de prevenção do consumo de tabaco nas escolas são mais bem sucedidos na redução do consumo de tabaco pelos adolescentes.

- Atualmente, a investigação centra-se em determinar qual o método de educação mais eficaz para prevenir o consumo de tabaco nos adolescentes e, cada vez mais, nos pré-adolescentes.
- A atenção ao estatuto social, ao nível educacional, à raça e ao sexo do adolescente, no que diz respeito à melhor abordagem, é cada vez mais reconhecida como um importante fator determinante do sucesso.

- O facto de se focar em mais do que os efeitos do tabagismo na saúde pode levar a alterações de comportamento. Em vez disso, analisar questões sociais, como a forma como a indústria do tabaco tentou viciar as crianças, ou o papel da utilização de aditivos no aumento da dependência, pode servir para motivar os adolescentes a evitar o tabaco, nalguns casos de forma mais eficaz do que a informação apenas sobre as consequências negativas para a saúde.

CAPÍTULO 16. INTERVENÇÃO NO DOMÍNIO DO TABACO

PRECISA DE DESISTIR

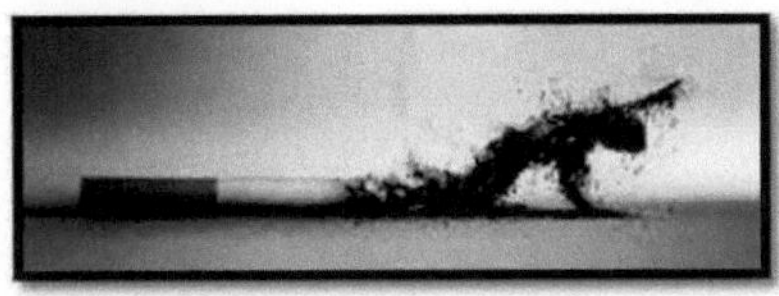

O vício faz com que as pessoas continuem a fumar mesmo quando querem deixar de o fazer. Para algumas pessoas, é mais difícil quebrar o vício do que para outras. Muitas pessoas precisam de mais do que uma tentativa para deixar de fumar. Tal como a heroína ou a cocaína, a nicotina altera a forma como o seu cérebro funciona e leva-o a desejar cada vez mais nicotina. Estes desejos fortes fazem com que seja difícil pensar noutra coisa. Fumar pode causar dependência física e mental. Se deixar de fumar um maço por dia, poupará cerca de 2.000 dólares por ano por não comprar cigarros. Este valor daria para comprar umas férias em família ou para pagar a entrada de um carro.

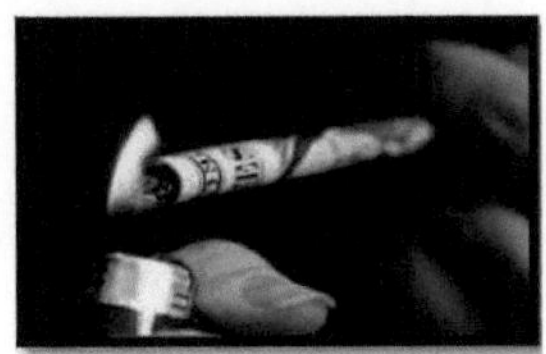

9 razões - "Porque é que deve deixar de fumar?"

Assim que deixa de fumar, o seu corpo começa imediatamente a reparar os danos, dando início a uma série de inúmeras mudanças na saúde que se prolongarão durante anos:

1. Após 20 minutos, a tensão arterial e a pulsação voltam ao normal.

2. Após 8 horas, os níveis de oxigénio no sangue voltam ao normal e as probabilidades de ataque cardíaco começam a diminuir.

3. Após 24 horas, o monóxido de carbono nocivo é eliminado do organismo. Os pulmões começam a limpar-se.

4. Após 48 horas, a nicotina é completamente eliminada do corpo. Sente-se melhor o sabor e o cheiro das coisas.

5. Após 72 horas, a respiração torna-se mais fácil e o nível de energia aumenta.

6. No espaço de 2 a 12 semanas, a circulação sanguínea melhora e pode caminhar rapidamente.

7. No prazo de 3 a 9 meses, os problemas respiratórios, como a tosse e a falta de ar, melhoram.

8. Em 5 anos, o risco de ataque cardíaco é reduzido para cerca de metade do de um fumador.

9. Em 10 anos, o risco de cancro do pulmão diminui para cerca de metade do risco de um fumador.

Os benefícios para a saúde das pessoas com diabetes que deixam de fumar começam imediatamente.

Os diabéticos que deixam de fumar controlam melhor os seus níveis de açúcar no sangue.

É possível vencer a dependência da nicotina.

Mais de metade dos adultos que já fumaram deixaram de fumar.

Agora é a altura certa para deixar de fumar.

Ninguém o pode obrigar a desistir e ninguém o pode fazer por si.

Mesmo que tenha fumado durante muitos anos, PODE deixar de fumar.

E tu também.

Quando estiver pronto, aqui estão algumas formas de começar:

- Fale com o seu médico.
- Considerar terapia de substituição da nicotina ou medicação.
- Encontrar um programa de apoio.
- O apoio social ajuda quando se está a tentar deixar de fumar.
- Concentre-se em comer bem e em ser ativo.
- Não desanime. Muitas vezes, é necessário fazer várias tentativas para conseguir desistir.

NRTs

Terapia/Tratamento de substituição da nicotina

"Onde há vontade, há um caminho".

NRT é a abreviatura de "Nicotine Replacement Therapy" (terapia de substituição da nicotina). A terapia de substituição da nicotina é por vezes designada por nicotina terapêutica, nicotina medicinal ou terapia de redução da nicotina.

A terapia de substituição da nicotina (TSN) descreve um grupo de produtos que contêm nicotina e que estão licenciados para o alívio da abstinência como ajuda para deixar de fumar. Deixar de fumar é notoriamente difícil e mesmo as melhores estratégias são bastante ineficazes (US DHHS, 1988). Os métodos actuais mais eficazes para deixar de fumar baseiam-se no comportamento e exigem muito do tempo do pessoal de saúde. Por estas razões, vale a pena procurar uma ajuda farmacológica para a cessação do consumo de tabaco. O único tratamento medicamentoso disponível para as pessoas que desejam deixar de fumar é a terapia de substituição da nicotina. Esta abordagem decorre, logicamente, da opinião generalizada de que o consumo habitual de tabaco é uma forma de dependência da nicotina. A substituição da nicotina é uma forma de obter nicotina sem os outros químicos nocivos do tabaco. A Food and Drug Administration (FDA) aprovou estes produtos NRT como auxiliares eficazes para ajudar as pessoas a deixar de fumar. Ainda estão a ser realizados estudos, mas muitos relatam o sucesso da utilização destes métodos: Pastilhas de nicotina,

Adesivo de nicotina, pastilhas de nicotina, inalador de nicotina, spray nasal de nicotina e comprimidos de nicotina.

GOMAS DE NICOTINA

As gomas de nicotina foram a primeira intervenção farmacológica sob a forma de TSN aprovada pela FDA já em 1984. Boyle et al, no ano de 1992, realizaram um estudo para avaliar a eficácia da goma de nicotina na cessação do tabaco sem fumo. Foi realizado um ensaio aleatório, em dupla ocultação e controlado por placebo para avaliar 2 mg de pastilha de nicotina versus placebo em 100 doentes. O principal resultado foi a taxa de abandono do tabaco ao fim de 6 semanas. A pastilha de nicotina existe em 2 dosagens. Se a pessoa fuma 25 ou mais cigarros por dia, aconselha-a a utilizar a dosagem de 4 mg. Se a pessoa fuma menos de 25 cigarros por dia, aconselha-a a utilizar a dosagem de 2 mg.

Existe uma determinada forma de mastigar e estacionar as pastilhas de nicotina. Este método ajuda o corpo a absorver a nicotina e a diminuir os efeitos secundários. Estacionar significa colocar a pastilha elástica entre a bochecha e a gengiva e mantê-la aí.

Para mastigar a pastilha de nicotina, são necessários os seguintes passos

- Aquecer a pastilha elástica na boca durante 1 a 2 minutos.
- Mastigar lentamente até sentir um ligeiro formigueiro ou um sabor apimentado, o que leva cerca de 15 mastigações para ter estas sensações.
- Em seguida, parar de mastigar. Colocar (estacionar) a pastilha elástica entre a bochecha e a gengiva.
- Em cerca de um minuto, o sabor ou o formigueiro desaparecerão.
- Mastigar e estacionar de novo a pastilha. Colocar a pastilha num local diferente da boca sempre que a estacionar. Isto ajudará a evitar que a pessoa contraia úlceras na boca. Tente evitar mastigar em áreas da boca que tenham obturações ou coroas.
- Continue a mastigar e estacione durante cerca de 30 minutos. Nesta altura, a maior parte da nicotina já desapareceu da pastilha elástica. Agora lave a boca com água ou elixir bucal.

PENSO DE NICOTINA

Os adesivos de nicotina podem ajudar as pessoas a deixar de fumar quando são utilizados com um programa para ajudar a mudar o seu comportamento. Depois de usar um adesivo, a nicotina passa através da pele para a corrente sanguínea. Na corrente sanguínea, substitui parte da nicotina. O adesivo coloca menos nicotina no sangue do que o cigarro. Mas a nicotina no sangue ainda é suficientemente elevada para diminuir os desejos e os sintomas de abstinência (como irritabilidade, frustração, raiva, ansiedade, dificuldade de concentração e inquietação). A manutenção do adesivo aumenta as hipóteses de sucesso. Os adesivos de nicotina estão disponíveis sob as marcas Nicoderm CQ (original e transparente) e Nicotrol.

Os adesivos Nicoderm CQ e os adesivos de marca de loja estão disponíveis em três dosagens

Os pontos fortes são:

- 21 miligramas por dia (Etapa 1)
- 14 miligramas por dia (Etapa 2)
- 7 miligramas por dia (Etapa 3)

Se a pessoa fuma mais de 10 cigarros por dia, comece com a Fase 1 (21 mg). Utilizar a Fase 1 durante 6 semanas. Em seguida, passe para a Fase 2 (14 mg) e utilize-a durante 2 semanas. Em seguida, passe novamente para a etapa 3 (7 mg) e utilize-a durante mais 2 semanas. Se a pessoa fumar menos de 10 cigarros por dia, comece com a Etapa 2 (14 mg). Utilize a Fase 2 durante 6 semanas. Em seguida, passe para a etapa 3 (7 mg) e utilize-a durante 2 semanas. Os adesivos Nicoderm CQ podem ser usados durante 16 a 24 horas por dia.

Os adesivos cutâneos Nicotrol também estão disponíveis em 3 dosagens

As dosagens reflectem a quantidade de nicotina que o adesivo fornece em 16 horas: 15 mg, 10 mg e 5 mg. Os adesivos Nicotrol são usados enquanto a pessoa está acordada, durante 16 horas por dia. Comece com o adesivo de 15 mg e utilize-o durante 6 semanas. Após a 6ª semana, passe para o adesivo de 10 mg e utilize-o durante 2 semanas. Depois, desça novamente para o adesivo de 5 mg e utilize-o durante 2 semanas.

PASTILHAS DE NICOTINA

As pastilhas de nicotina são um método seguro para reduzir o desejo de fumar quando utilizadas de acordo com as instruções. Foram aprovadas pela Federal Drug Administration (FDA) para serem vendidas ao balcão (sem receita médica). As pastilhas caracterizam-se por uma série de vantagens, tais como menos limitações potenciais em termos de saúde oral (por exemplo, trabalhos dentários ou dores nas articulações temporomandibulares), melhor aceitação social (por exemplo, nos locais de trabalho) e maior facilidade de utilização, uma vez que não requerem mastigação.

Se a pessoa fumar o primeiro cigarro nos 30 minutos seguintes ao acordar, utilizar uma pastilha de 4 mg. Se a pessoa fumar o primeiro cigarro mais de 30 minutos depois de acordar, utilizar uma pastilha de 2 mg.

A utilização das pastilhas é feita de acordo com os seguintes passos

- Não comer nem beber 15 minutos antes de utilizar a pastilha (os alimentos ou bebidas podem prejudicar a absorção da nicotina). Se a pessoa tiver comido nos 15 minutos anteriores, aconselhá-la a lavar a boca com água antes de utilizar a pastilha.
- Utilizar a pastilha num horário fixo: 1 pastilha a cada 1-2 horas.
- Colocar a pastilha na boca e deixar que esta se dissolva lentamente (cerca de 20-30 minutos). Não mastigar ou engolir a pastilha.
- A pessoa pode sentir uma sensação de calor ou de formigueiro.
- Para aumentar as hipóteses de deixar de fumar, utilizar pelo menos 9 pastilhas por dia durante as primeiras 6 semanas, se a pessoa não estiver

a utilizar outra medicação para a nicotina.

- Após um ou dois meses sem fumar, comece a reduzir lentamente o número de pastilhas por dia: 1 pastilha por dia, a cada 4-7 dias.

INALADOR DE NICOTINA ou CIGARROS ELECTRÓNICOS

O inalador de nicotina é utilizado como parte de um plano para ajudar a deixar de fumar, actuando como substituto da nicotina dos cigarros. O inalador de nicotina é inalado para dentro da boca. O inalador de nicotina liberta quantidades específicas de nicotina que é absorvida através das bochechas, no interior da boca e na parte superior da garganta.

O primeiro estudo publicado sobre a nicotina inalada utilizou um inalador de dose calibrada pressurizado (pMDI) para administrar uma dose de 53 mg por inalação (duas inalações a cada 30 segundos), comparou com um aerossol sem nicotina, um cigarro de alface e um cigarro de tabaco, e determinou que os efeitos cardiovasculares destes aerossóis eram causados pela nicotina e não pela irritação da garganta (Herxheimer et al., 1967).

Os inaladores Nicotrol® e **Nicorette®** estão disponíveis no mercado. Estes inaladores de nicotina contêm uma boquilha com um cartucho de nicotina substituível. A pessoa inala através do bocal da mesma forma que fuma um cigarro. Isto faz com que a nicotina contida no cartucho se vaporize e seja absorvida através das membranas mucosas da boca, em vez de ir para os pulmões. O inalador pode ser útil para as pessoas que sentem falta do ato físico de fumar ou que precisam de fazer algo com as mãos quando deixam de fumar. Insere-se o cartucho no inalador e depois inala-se através do bocal da mesma forma que se fuma um cigarro. Isto faz com que a nicotina contida no cartucho se vaporize e seja absorvida pelas membranas mucosas da boca durante a inalação. A quantidade de nicotina obtida por cada tragada do inalador é menor do que a obtida por uma tragada de um cigarro, pelo que a pessoa pode ter de inalar mais vezes do que com um cigarro para obter a mesma quantidade de nicotina. Estão agora disponíveis cartuchos que duram o dobro do tempo para os inaladores Nicorette. Cada novo cartucho de 15 mg dura cerca de 40 minutos de utilização intensa antes de ser necessário substituí-lo. ? Não utilize mais de seis cartuchos de 15 mg por dia. ? O inalador de nicotina deve ser evitado em caso de doença cardiovascular, história recente de ataque cardíaco ou acidente vascular cerebral, diabetes, úlcera péptica, gastrite, esofagite, asma.

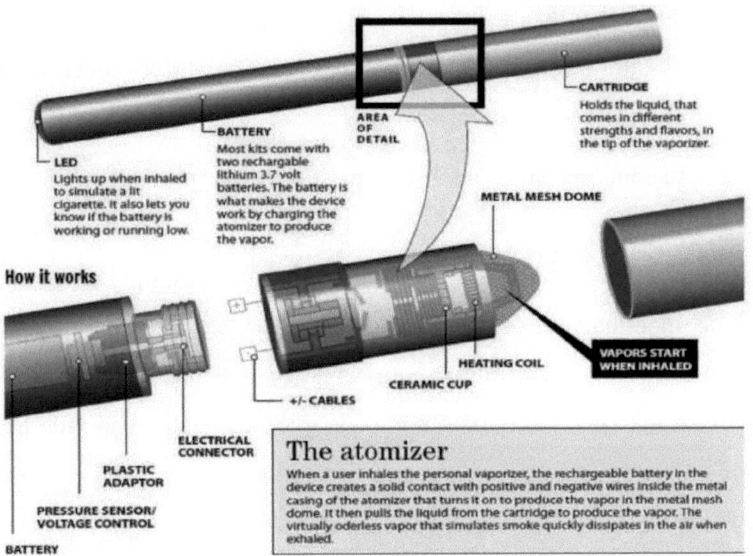

Não consumir bebidas ácidas (por exemplo, café, chá, refrigerantes, álcool ou sumos de citrinos) durante a utilização do inalador; podem interferir com a administração de nicotina. Utilizar o inalador à temperatura ambiente; as temperaturas frias podem reduzir a quantidade de nicotina administrada. Guardar o inalador à temperatura ambiente num recipiente fechado, longe do calor e da humidade. Spray nasal de nicotina O spray nasal de nicotina é um método seguro para reduzir o desejo de fumar quando utilizado de acordo com as instruções. Foi aprovado pela Federal Drug Administration (FDA) para ser vendido apenas com receita médica. O spray nasal de nicotina é a forma mais forte de terapia de substituição de nicotina, que é particularmente útil e eficaz para fumadores altamente dependentes que não conseguem deixar de fumar por qualquer outro meio. A pulverização nasal é mais eficaz devido à sua ação rápida. Uma vez administrada a nicotina, esta entra na corrente sanguínea e chega ao cérebro em 10 minutos. Os outros métodos demoram muito mais tempo. Este método também imita de forma mais realista a "pancada" rápida obtida quando se fuma um cigarro. Assim, é muito mais fácil controlar e satisfazer os desejos se estes surgirem subitamente.

Uma dose com esta forma de TSN consiste em duas pulverizações, uma em cada narina. Cada pulverização equivale a 0,5 mg de nicotina; assim, uma pulverização em cada narina dá uma quantidade total de 1 mg de nicotina, que é aproximadamente a mesma quantidade de nicotina recebida ao fumar um cigarro. Quando a nicotina é administrada em cada narina, é inalada e rapidamente absorvida pela corrente sanguínea através do revestimento do nariz. Esta é a forma mais rápida de a nicotina entrar na corrente sanguínea. Quando a nicotina chega ao cérebro, o utilizador recebe uma "descarga" de nicotina que é muito semelhante à descarga obtida ao fumar um cigarro. Para utilizar o spray de nicotina, são necessários os seguintes passos Inclinar ligeiramente a cabeça para trás. ? Suster a respiração e pulverizar uma vez em cada lado do nariz. Colocar a ponta no nariz e apontar a ponta para o lado exterior da narina e pulverizar uma vez em cada narina. Expire pela boca e não fungue nem inspire enquanto pulveriza. Esperar 2-3 minutos antes de assoar o nariz. ? O spray pode irritar o nariz no início, mas isso deve melhorar à medida que o utilizador continua a usá-lo. ? Utilizar uma dose inicial de 1-2 doses por hora, um mínimo de 8 doses por dia e um máximo de 40 doses por dia. Não utilizar mais de 5 doses por hora. Após 6-8 semanas, começar a reduzir a dose, seguindo o plano de acordo com o conselho do profissional de saúde.

SPRAY NASAL DE NICOTINA

O spray nasal de nicotina está disponível como marca registada NICORETTE® que contém Nicotina 10 mg/ml. Cada pulverização de 50 ml fornece 0,5 mg de nicotina.

Vantagens do spray nasal de nicotina

A rápida descarga de nicotina ajuda a controlar os desejos de forma mais rápida e eficaz. A dose é controlada em vez de um fornecimento constante. É possivelmente a forma mais eficaz de TSN. Tem sido bem sucedida em fumadores com elevada dependência de nicotina.

Desvantagens do spray nasal de nicotina

Os efeitos secundários da pulverização nasal são maiores do que os de qualquer outra forma de TSN. Pode ser bastante incómodo ter de andar sempre com um spray nasal. A sua utilização não é muito discreta. É mais viciante do que as outras formas de TSN. Os efeitos secundários podem ser incómodos e difíceis de ignorar. Nos fumadores inveterados, pode ser difícil controlar o número de doses tomadas. Os efeitos secundários do spray nasal de nicotina são os seguintes olhos lacrimejantes e nariz a pingar sensação de ardor no nariz.

Irritado

Garganta Espirros e tosse. Limitações da atual terapia de substituição da nicotina As taxas de abandono a longo prazo são baixas. Apenas 10% dos fumadores que tentam deixar de fumar se mantêm abstinentes ao fim de 12 meses. As TSN podem ter efeitos secundários que limitam a sua utilização, tais como irritação local, náuseas/vómitos, tosse, soluços, dispepsia e perturbações do sono. As actuais TSN não são muito compensadoras. Por conseguinte, os fumadores raramente as utilizam com regularidade suficiente para deixarem de fumar. As NRT não controlam a vontade de fumar em resposta a estímulos condicionados, como a publicidade. As NRT nem sempre podem ser utilizadas nas situações em que os fumadores sentem maior vontade de fumar. As vias de administração da TSN são embaraçosas ou pouco apelativas para alguns fumadores. A TSN não suprime totalmente o aumento de peso após a cessação do tabagismo.

Teste de Fagerstrom para a dependência da nicotina

	PLEASE TICK (✓) ONE BOX FOR EACH QUESTION		
How soon after waking do you smoke your first cigarette?	Within 5 minutes	☐	3
	5-30 minutes	☐	2
	31-60 minutes	☐	1
Do you find it difficult to refrain from smoking in places where it is forbidden? e.g. Church, Library, etc.	Yes	☐	1
	No	☐	0
Which cigarette would you hate to give up?	The first in the morning	☐	1
	Any other	☐	0
How many cigarettes a day do you smoke?	10 or less	☐	0
	11 – 20	☐	1
	21 – 30	☐	2
	31 or more	☐	3
Do you smoke more frequently in the morning?	Yes	☐	1
	No	☐	0
Do you smoke even if you are sick in bed most of the day?	Yes	☐	1
	No	☐	0
	Total Score		
SCORE	1- 2 = low dependence 3-4 = low to mod dependence	5 - 7= moderate dependence 8 + = high dependence	

Pontuação do teste de Fagestrom para a dependência da nicotina

Pontuação 1-2:

Um doente com uma pontuação entre 1-2 no Teste de Fagestrom para a Dependência de Nicotina é classificado como tendo uma baixa dependência de nicotina. Isto sugere que podem não necessitar de Terapia de Substituição da Nicotina (TSN), embora se recomende que continuem a ser monitorizados quanto aos sintomas de abstinência.

Pontuação 3-4:

Um doente com uma pontuação de 3 ou 4 seria considerado como tendo uma dependência baixa a moderada da nicotina e poderia receber adesivos, inaladores, pastilhas ou pastilhas.

Pontuação 5-7:

Um doente com uma pontuação de 4 é considerado moderadamente dependente da nicotina e pode receber adesivos, inaladores, pastilhas ou gomas. Também lhes pode ser proposta a terapia combinada de adesivos com pastilhas e gomas.

Pontuação 8 e superior:

Um doente com uma pontuação igual ou superior a 5 é considerado altamente dependente da nicotina e pode receber adesivos, inaladores, pastilhas e/ou pastilhas. Também lhes pode ser proposta a terapia combinada de adesivos e pastilhas ou gomas.

Nicotine replacement therapy initial dosing guidelines

	Client group	Dose	Duration	Contraindications (adapted from MIMS online 2010)
Patch	>10 cigs per day 21mg/24 hr patch	21mg/24 hr patch or 15mg/16 hrs	>8 weeks	(Unscheduled) non smokers; children under 12; hypersensitivity to nicotine or any component of the patch; diseases of the skin that may complicate patch therapy.
	<10 cigs per day or weight <45kg or CVD	14mg/24 patch or 10mg/16 hrs	>8 weeks	
Gum	>10 and <20 cigs per day	2mg gum, 8-12 per day	>8 weeks	(Unscheduled) Non-tobacco users; known hypersensitivity to nicotine or any component of the gum; children (<12 yrs).
	>20 cigs per day	4mg gum, 6-10 per day	>8 weeks	
Inhaler	>10 cigarettes per day	6-12 cartridges per day	>8 weeks	(S2) Non-tobacco users; hypersensitivity to nicotine or menthol; children (<12 yrs).
Lozenge	First cigarette >30 mins after waking	2mg lozenge, 1 lozenge every 1-2 hrs	>8 weeks	(Unscheduled) Non-smokers, hypersensitivity to nicotine or any component of the lozenge; children (<12 yrs);phenylketonuria.
	First cigarette <30 mins after waking	4 mg lozenge, 1 lozenge every 1-2 hrs	>8 weeks	
Sublingual tablet	Low dependence	2mg tablet every 1-2 hrs	>8 weeks	(Unscheduled) Non-tobacco users; known hypersensitivity to nicotine or any component of the tablet; children (<12 yrs).
	High dependence	two 2mg tablet every 1-2 hrs	>8 weeks	

CAPÍTULO 17. DEIXAR DE FUMAR

A nicotina é uma das substâncias mais viciantes conhecidas pela humanidade. Perante as consequências extremamente negativas, muitas pessoas continuam a não conseguir deixar o hábito. Um inquérito Gallup de 1992 revelou que, se tivessem de repetir a experiência, 70% dos fumadores com idades compreendidas entre os 12 e os 17 anos não teriam começado a fumar e 66% afirmaram querer deixar de fumar. Cerca de metade destes fumadores adolescentes tinha feito um esforço sério para deixar de fumar, mas não conseguiu.

Atualmente, existem muitos tratamentos disponíveis para quem está a tentar largar o vício. Os tratamentos de substituição da nicotina, como as pastilhas e os adesivos de nicotina, podem ajudar a aliviar os desejos e, recentemente, foram introduzidos sprays nasais de nicotina, inaladores e pastilhas de menta. Além disso, o antidepressivo bupropiona (Zyban®) demonstrou ser um tratamento eficaz para limitar os desejos de fumar.

Existem também tratamentos comportamentais que podem ajudar a treinar uma pessoa para evitar fumar. De um modo geral, os métodos comportamentais são utilizados para identificar situações de alto risco de recaída, criar aversão ao tabaco, desenvolver a auto-monitorização do comportamento tabágico e estabelecer respostas de enfrentamento. As terapias comportamentais e de substituição da nicotina podem ser ambas bem sucedidas, e ainda mais quando utilizadas em conjunto. No entanto, a dura realidade é que mais de 90% das pessoas que tentam deixar de fumar têm uma recaída ou voltam a fumar no espaço de um ano, sendo que a grande maioria tem uma recaída no espaço de uma semana.

CAPÍTULO 18. LEIS ANTITABACO

AS LEIS ANTITABACO REDUZEM A EXPOSIÇÃO AO FUMO PASSIVO DO TABACO

As políticas antitabaco reduzem a exposição ao fumo passivo em 80-90% em ambientes de elevada exposição.

O Centro Internacional de Investigação do Cancro concluiu que "Existem provas suficientes de que a aplicação de políticas antitabaco diminui substancialmente a exposição ao fumo passivo". Os estudos sobre os efeitos das políticas antitabaco mostram sistematicamente que estas políticas diminuem a exposição ao fumo passivo em 80-90% em locais de elevada exposição e que podem conduzir a reduções globais da exposição até 40%. As pessoas que trabalham em locais sem fumo estão expostas a 3-8 vezes menos fumo passivo do que os outros trabalhadores. Os adultos não fumadores que vivem em comunidades com leis antitabaco abrangentes têm 5 a 10 vezes menos probabilidades de serem expostos ao fumo passivo do que aqueles que vivem em locais onde não existe legislação antitabaco. A Irlanda fornece fortes provas dos efeitos da redução da exposição ao fumo passivo do tabaco. Após a implementação da legislação antitabágica no país em 2004, as concentrações de nicotina e de partículas no ar ambiente em ambientes fechados monitorizados diminuíram 83%, e registou-se uma redução de 79% no monóxido de carbono do ar expirado e uma redução de 81% na cotinina salivar* entre os trabalhadores de bares. A exposição dos empregados de bar ao fumo passivo do tabaco baixou de 30 horas por semana para zero. Essas descobertas foram confirmadas em vários outros lugares que promulgaram uma legislação abrangente contra o fumo. Em Toronto, no Canadá, uma lei antitabaco completa para bares, implementada em 2004, levou a uma redução de 68% no nível de cotinina* urinária dos empregados de bar num mês, enquanto os empregados de bar de uma comunidade de controlo sem legislação antitabaco não sofreram qualquer alteração significativa no nível de cotinina urinária. Na Escócia, a legislação antitabágica abrangente promulgada em 2006 resultou numa diminuição de 86% da concentração de partículas em suspensão no ar nos bares e numa redução de 39% dos níveis de cotinina salivar entre os adultos não fumadores.

APLICAÇÃO NECESSÁRIA PARA GARANTIR A PROTECÇÃO

CONTRA O TABAGISMO PASSIVO

Os espaços 100% livres de fumo são a única forma comprovada de proteger adequadamente a saúde das pessoas contra os efeitos nocivos do fumo passivo do tabaco.

Com base em provas científicas, a Conferência das Partes da Convenção-Quadro da OMS para a Luta Antitabaco (CQCT da OMS) concluiu que a existência de espaços 100% livres de fumo é a única forma comprovada de proteger adequadamente a saúde das pessoas contra os efeitos nocivos do fumo passivo, uma vez que nenhum nível de exposição é aceitável. Uma vez promulgadas as leis antitabaco, os governos devem manter um forte apoio através de uma aplicação ativa e uniforme que atinja elevados níveis de cumprimento, pelo menos até ao momento em que a lei se torne autoaplicável. Embora um número crescente de países tenha aprovado legislação que obriga a criar ambientes sem fumo, a esmagadora maioria dos países não tem leis antitabaco, tem leis muito limitadas, ou a sua aplicação é ineficaz. No Estado de Nova Iorque, os níveis de cotinina salivar em adultos não fumadores diminuíram 47% no ano seguinte à promulgação de uma proibição abrangente do tabaco em 2003; na Nova Zelândia, a legislação abrangente antitabaco promulgada em 2004 parece ter reduzido a exposição dos clientes de bares ao fumo passivo em cerca de 90%; e na Finlândia, uma lei antitabaco implementada a nível nacional resultou numa redução da exposição ao fumo passivo nos locais de trabalho abrangidos por esta lei, passando de 51% dos trabalhadores que declararam estar expostos antes da lei para 12% que declararam estar expostos três anos após a entrada em vigor da lei. A legislação que abrange apenas alguns locais, mesmo que seja bem aplicada, também não oferece uma proteção significativa. A aplicação integral das leis antitabaco é fundamental para estabelecer a sua credibilidade, especialmente imediatamente após a sua promulgação. Pode ser necessário aplicar a lei de forma ativa e pública no período imediatamente a seguir à promulgação das leis antitabaco, para demonstrar o empenho do governo em garantir o seu cumprimento. As inspecções sem aviso prévio por parte da agência governamental competente podem ser muito eficazes. Uma vez atingido um elevado nível de cumprimento da lei, poderá ser possível reduzir o nível de aplicação formal, uma vez que a manutenção de espaços sem fumo é, em grande medida, autoexecutável em áreas onde o público e as comunidades empresariais apoiam as políticas anti-tabaco.

OUTRAS VANTAGENS DA REGULAMENTAÇÃO ANTITABACO

Os espaços sem fumo não só protegem os não fumadores, como também reduzem o consumo de tabaco nos fumadores que continuam a fumar e ajudam os fumadores que querem deixar de fumar.

Os espaços sem fumo não só protegem os não fumadores, como também reduzem o consumo de tabaco nos fumadores que continuam a fumar em 2 a 4 cigarros por dia e ajudam os fumadores que querem deixar de fumar, bem como os antigos fumadores que já deixaram de fumar, a deixarem de fumar com êxito a longo prazo. O consumo de cigarros per capita nos Estados Unidos é entre 5% e 20% mais baixo nos estados com leis anti-tabaco abrangentes do que nos estados sem essas leis. Estima-se que as proibições totais de fumar no local de trabalho implementadas em várias nações industrializadas tenham reduzido a prevalência do tabagismo entre os trabalhadores numa média de 3,8%, reduzido o consumo médio de tabaco em 3,1 cigarros por dia entre os trabalhadores que continuam a fumar e reduzido o consumo total de tabaco entre os trabalhadores numa média de 29%. As pessoas que trabalham em ambientes com políticas antitabaco têm quase duas vezes mais probabilidades de deixar de fumar do que as que trabalham em locais sem essas políticas, e as pessoas que continuam a fumar diminuem o seu consumo médio diário em quase quatro cigarros por dia. Após a promulgação de uma legislação antitabaco abrangente na Irlanda, cerca de 46% dos fumadores declararam que a lei os tinha levado a deixar de fumar; entre os que deixaram de fumar, 80% declararam que a lei os tinha ajudado a deixar de fumar e 88% declararam que a lei os tinha ajudado a manter a cessação. Na Escócia,

44% das pessoas que deixaram de fumar afirmaram que a legislação antitabaco as tinha ajudado a deixar de fumar.

AS LEIS ANTITABACO SÃO POPULARES

Os inquéritos à opinião pública mostram que a legislação antitabaco é extremamente popular onde quer que seja promulgada, mesmo entre os fumadores, e que o apoio tende a aumentar ao longo do tempo após a entrada em vigor dessas leis. O apoio é geralmente mais forte para tornar os hospitais e outras instalações de cuidados de saúde livres de fumo, ao passo que o apoio é geralmente menor para tornar os bares e pubs livres de fumo. Em 2004, 69% dos seus cidadãos afirmaram apoiar o direito das pessoas a trabalharem num ambiente sem fumo. A lei sobre locais de trabalho sem fumo introduzida na Irlanda em março de 2004 foi considerada bem sucedida por 96% das pessoas, incluindo 89% dos fumadores. Na Califórnia, 75% da população aprovou a legislação sobre locais de trabalho sem fumo que incluía os restaurantes.

AS LEIS ANTITABACO NÃO PREJUDICAM AS EMPRESAS

Apesar das alegações da indústria tabaqueira e hoteleira, a experiência mostra que em todos os países onde foi promulgada uma legislação abrangente antitabaco, os ambientes livres de fumo são populares, fáceis de implementar e aplicar, e resultam num impacto neutro ou positivo nas empresas, incluindo o sector hoteleiro. Estas conclusões foram semelhantes em todos os locais estudados, incluindo a Austrália, o Canadá, o Reino Unido e os Estados Unidos; a Noruega; a Nova Zelândia; o estado da Califórnia; a cidade de Nova Iorque; e vários estados e municípios dos EUA. Na cidade de Nova Iorque, que implementou uma legislação anti-tabaco em duas fases (abrangendo a maioria dos locais de trabalho, incluindo a maioria dos restaurantes, em 1995, e adicionando bares e restantes restaurantes em 2003), o emprego em restaurantes aumentou após a promulgação da lei de 1995. O emprego e as receitas combinadas de bares e restaurantes aumentaram no ano seguinte à promulgação da lei de 2003, e continuaram a aumentar desde então. Após a implementação de uma legislação abrangente contra o fumo, não foram observadas mudanças estatisticamente significativas em bares nos primeiros anos após a promulgação da lei naquele estado, em 1998. Embora a China tenha poucos locais públicos sem fumo, 90% das pessoas que vivem nas grandes cidades - fumadores e não fumadores - apoiam a proibição de fumar nos transportes públicos e nas escolas e hospitais. Mais de 80% dos residentes urbanos na China apoiam a legislação antitabaco nos locais de trabalho e cerca de metade apoia a proibição de fumar em restaurantes e bares. Na Rússia, que também tem poucas restrições ao fumo em locais públicos, quase um terço das pessoas apoia a proibição total de fumar em restaurantes? Entre os indicadores económicos da indústria hoteleira em Massachusetts, não se registou qualquer prejuízo económico para as empresas de bares e restaurantes na cidade americana de Lexington, Kentucky, de média dimensão, nem qualquer impacto económico adverso no turismo na Florida. Quando os bares localizados em comunidades com leis anti-tabaco foram vendidos, obtiveram preços comparáveis aos preços pagos por bares semelhantes em áreas sem restrições ao fumo. Este tipo de provas económicas pode ser utilizado para contrariar as falsas alegações da indústria do tabaco de que a criação de locais sem fumo causa danos económicos.

ESFORÇOS DA INDÚSTRIA TABAQUEIRA PARA EVITAR UMA LEGISLAÇÃO 100% ANTITABACO

A indústria do tabaco há muito que sabe que o fumo passivo contém concentrações mais elevadas de substâncias cancerígenas do que o fumo do tabaco convencional. Num relatório confidencial de 1978, a indústria descreveu as crescentes preocupações do público com a exposição ao fumo passivo como "o desenvolvimento mais perigoso para a viabilidade da indústria do tabaco que já ocorreu". A indústria reconhece a eficácia dos ambientes sem fumo, e como a criação de excepções pode minar o seu impacto. Um relatório interno de 1992 da Philip Morris afirmava: "A proibição total de fumar no local de trabalho afecta fortemente o volume da indústria. ... Restrições mais suaves no local de trabalho, tais como fumar apenas em áreas designadas, têm muito menos impacto nas taxas de abandono do tabaco e muito pouco efeito no consumo". A indústria do tabaco tem um historial de criar a aparência de controvérsia científica numa tentativa de contrariar iniciativas destinadas a restringir o consumo de tabaco. No entanto, o objetivo final deste tipo de iniciativas apoiadas pela indústria é manter a aceitação social do tabagismo e impedir a adoção de políticas antitabágicas significativas em locais públicos e de trabalho. Medidas como a ventilação e salas separadas para fumadores, promovidas como adaptações "razoáveis" pela indústria do tabaco, também minam os efeitos pretendidos das medidas legislativas, continuando a expor as pessoas ao fumo passivo do tabaco e reduzindo o incentivo para que os fumadores deixem de fumar.

Apesar das provas científicas incontroversas dos malefícios do fumo passivo, a indústria do tabaco tem-se referido a essas descobertas como "ciência lixo", numa tentativa de as desacreditar. A indústria também usou grupos de fachada numa tentativa de convencer com sucesso algumas pessoas a resistir a aceitar essas descobertas. Grande parte do ímpeto para desacreditar os estudos científicos sobre os efeitos do fumo passivo na saúde vem da indústria do tabaco, que desenvolve e divulga sua própria pesquisa tendenciosa para minimizar os efeitos nocivos do fumo passivo, pois teme que restrições ao fumo reduzam as vendas e os lucros. A indústria do tabaco também recorreu a ataques a pesquisadores que estudam os efeitos do fumo passivo, criticando seus motivos ou qualificações, mesmo reconhecendo internamente a validade dos resultados de suas pesquisas. Pesquisadores financiados pela indústria do tabaco ou afiliados a ela têm quase 100 vezes mais chances do que pesquisadores independentes de concluir que o fumo passivo não é prejudicial à saúde. Muitas das pesquisas financiadas pela indústria do tabaco não são publicadas em revistas médicas revisadas por pares, são de baixa qualidade científica e não devem ser usadas em ambientes científicos, legais ou políticos, a menos que sua qualidade tenha sido avaliada de forma independente. A indústria tabaqueira tentou mesmo criar as suas próprias revistas médicas com revisão por pares para publicar artigos sobre os efeitos do fumo passivo que fossem favoráveis aos seus interesses. Um tribunal federal dos EUA decidiu que as afirmações da indústria do tabaco de que a exposição ao fumo passivo não causa doenças são "fraudulentas".

Country	Year of smoking ban
Argentina	Regional bans in 2006 and 2007
Australia	Regional bans in 2006 and 2007
Bhutan	February 2005
Denmark	April 2007
England	July 2007
Finland	June 2007
France	Scheduled for January 2008
Hong Kong	January 2007
Hungary	Scheduled for 2009
Iceland	June 2007
Ireland	March 2004
Italy	January 2005
Lithuania	January 2007
Netherlands	Scheduled for July 2008
New Zealand	December 2004
Northern Ireland	April 2007
Norway	June 2004
Portugal	May 2007
Scotland	March 2006
Sweden	June 2005
Thailand	August 2007
Wales	April 2007
Uruguay	March 2006

LEIS SOBRE O TABACO EM VICTORIA

Em Vitória é ilegal fumar:

• Nos terrenos de todos os centros infantis vitorianos, jardins-de-infância (ou pré-escolas) e escolas primárias e secundárias, bem como num raio de quatro metros da respectiva entrada.

• Na entrada e a menos de quatro metros de uma entrada para espaços de recreio interiores para crianças e instalações públicas de Victoria (que são todos os hospitais públicos e centros de saúde comunitários registados, bem como certos edifícios do governo de Victoria).

- Em automóveis que transportem crianças com menos de 18 anos de idade.
- Em todas as praias patrulhadas de Victoria, a menos de 50 metros da bandeira vermelha e amarela de Victorias.
- A menos de 10 metros de equipamentos de recreio para crianças.
- A menos de 10 metros do parque de skates.
- Nas zonas exteriores de todos os complexos de piscinas públicas.
- A menos de 10 metros de recintos desportivos ao ar livre durante eventos para menores de 18 anos.
- Em todas as zonas das estações de comboios, abrigos de autocarros cobertos, plataformas elevadas, paragens de eléctricos e todos os abrigos de paragens de eléctricos.

NOTIFICAÇÃO DO GOVERNO DA ÍNDIA SOBRE A LEI ANTITABACO

MINISTÉRIO DA SAÚDE E DO BEM-ESTAR FAMILIAR (Department of Health) NOTIFICAÇÃO Nova Deli, 25th fevereiro de 2004

G.S.R. 137. - No exercício do poder conferido pela secção 31 da Lei relativa aos cigarros e outros produtos do tabaco (proibição da publicidade e regulamentação do comércio, produção, fornecimento e distribuição) de 2003 (34 de 2003), o Governo Central estabelece as seguintes regras, nomeadamente -

1. **Título abreviado e início de vigência.** --

(1) As presentes normas podem ser designadas por Normas sobre Cigarros e outros Produtos do Tabaco (Proibição da Publicidade e

Regulamentação do Comércio, Produção, Fornecimento e Distribuição), 2004

(2) Entram em vigor no dia 1 de maio de 2004

2. **Definições**. --- Nas presentes regras, exceto se o contexto exigir o contrário, --

□ "Lei": a Lei relativa aos cigarros e outros produtos do tabaco (proibição da publicidade e regulamentação do comércio, produção, fornecimento e distribuição), de 2003

□ "secção", uma secção da lei

□ O "espaço aberto" mencionado na Secção 3(l)da Lei não inclui quaisquer locais visitados pelo público, tais como auditórios abertos, estádios, estações ferroviárias, paragens de autocarro e outros locais; e

□ as palavras e expressões utilizadas no presente documento e não definidas nas presentes regras, mas definidas na lei, terão o significado que lhes é respetivamente atribuído na lei

3. **Proibição de fumar num local público**. -

(1) O proprietário, o gestor ou o responsável por um local público deve mandar afixar, de forma bem visível, um painel com uma dimensão mínima de sessenta centímetros por trinta centímetros nas línguas indianas, consoante o caso, pelo menos um à entrada do local público e outro em local(is) bem visível(is) no seu interior, com o aviso "Zona Proibida a Fumar - Fumar aqui é uma infração

(2) O proprietário ou o gestor ou o responsável pelo serviço de um hotel com trinta quartos ou de um restaurante com capacidade igual ou superior a trinta pessoas e o gestor do aeroporto devem assegurar que, -

□ As zonas para fumadores e não fumadores estão fisicamente separadas;

□ A zona de fumadores deve estar localizada de modo a que o público não seja obrigado a atravessá-la para chegar à zona de não fumadores; e

□ Cada zona deve conter painéis com a indicação "Zona de fumadores/Zona não fumadores".

4. **Proibição da publicidade a cigarros e outros produtos do tabaco.**

(1) A dimensão do painel utilizado para a publicidade aos cigarros e a quaisquer outros produtos do tabaco afixado à entrada ou no interior de um armazém ou de uma loja onde os cigarros e quaisquer outros produtos do tabaco são postos à venda ou distribuídos não pode exceder noventa centímetros por sessenta centímetros e o número de painéis não pode ser superior a dois.

(2) Cada um desses painéis conterá na língua indígena, conforme aplicável, um dos seguintes avisos que ocupe vinte e cinco por cento da área superior do painel, nomeadamente -

□ O tabaco causa cancro, ou

□ O tabaco mata

□ A placa referida no n.º 2 deve conter apenas o nome da marca ou a imagem dos produtos do tabaco e nenhuma outra mensagem ou imagem promocional

5. **Proibição de venda a menores**. --

(1) O proprietário, o gerente ou o encarregado de um local de venda de cigarros e outros produtos do tabaco deve afixar em local(is) bem visível(is) uma placa com uma dimensão mínima de sessenta

centímetros por trinta centímetros, contendo a advertência "A venda de produtos do tabaco a menores de dezoito anos é uma infração punível", na(s) língua(s) indiana(s) aplicável(is).

(2) O ónus da prova de que o comprador dos produtos do tabaco não é um menor cabe ao vendedor dos produtos do tabaco. O vendedor, em caso de dúvida, pode solicitar ao comprador de tabaco que apresente provas adequadas de que atingiu os dezoito anos de idade.

CONTROLO DO TABACO NO INDIANA2015 PLANO ESTRATÉGICO

APROVADO PELO CONSELHO EXECUTIVO DO ITPC EM 21 DE MAIO DE 2009

CONTEÚDO DE FUNDO ACTUALIZADO EM AGOSTO DE 2009

O Plano Estratégico de Controlo do Tabaco do Indiana 2015 é um plano do Estado do Indiana coordenado pelo ITPC.

O ITPC procura o contributo e a colaboração de muitos parceiros, desde agências estatais a organizações comunitárias de base, na implementação deste plano para reduzir o peso do tabaco no Indiana.

À medida que as organizações aderirem às estratégias e tácticas delineadas neste plano, este documento será atualizado para refletir os grupos participantes. Os parceiros serão identificados juntamente com as tácticas em que trabalharão para ajudar o Indiana a atingir os seus objectivos para 2015. Outras organizações não estão impedidas de abordar as tácticas que estão a ser conduzidas pelo ITPC e outras organizações.

São necessárias parcerias em todo o Indiana para combater o fardo do tabaco.

VISÃO

A visão do Conselho Executivo do Fundo Fiduciário para a Prevenção e Cessação do Tabagismo consiste em melhorar significativamente a saúde dos Hoosiers e reduzir a doença e o fardo económico que o consumo de tabaco representa para os Hoosiers de todas as idades.

MISSÃO

O Tobacco Use Prevention and Cessation Trust Fund existe para prevenir e reduzir o consumo de todos os produtos do tabaco no Indiana e para proteger os cidadãos da exposição ao fumo do tabaco.

O Conselho de Administração coordenará e afectará recursos do Fundo Fiduciário para:

- Alterar a perceção cultural e a aceitação social do consumo de tabaco no Indiana
- Prevenir o início do consumo de tabaco pelos jovens do Indiana
- Ajudar os utilizadores de tabaco a deixar de fumar
- Contribuir para a redução e proteção contra o fumo passivo
- Apoiar a aplicação da legislação sobre o tabaco no que respeita à venda de tabaco aos jovens e ao consumo de tabaco pelos jovens.
- Eliminar as disparidades de saúde entre as minorias relacionadas com o consumo de tabaco e dar ênfase à prevenção e redução do consumo de tabaco por parte das minorias, mulheres grávidas, crianças, jovens e outras populações em risco.

O Conselho de Administração desenvolverá e manterá uma avaliação dos programas financiados, baseada nos processos e nos resultados, e manterá informados os funcionários do governo do Estado, os responsáveis políticos e o público em geral. O Conselho de Administração trabalhará com as parcerias existentes e poderá criar novas parcerias.

CRIAÇÃO DO PLANO 2015

O Plano Estratégico de Controlo do Tabaco do Indiana 2015 é implementado através da colaboração de muitos parceiros, desde agências estatais a organizações comunitárias de base. O plano estratégico para reduzir a carga do tabaco no Indiana foi modificado em relação ao Plano Estratégico de 2010 para consolidar as seis áreas prioritárias existentes em quatro, que serão alcançadas através das cinco áreas de intervenção recomendadas pelas Melhores Práticas do CDC para Programas Abrangentes de Controlo do Tabaco. Os objectivos do programa são definidos a partir de indicadores de resultados recomendados pelo CDC.

Estes indicadores são caraterísticas ou mudanças específicas e mensuráveis que representam a obtenção de um resultado.

Os quatro domínios prioritários:

1. Diminuir as taxas de tabagismo entre os jovens do Indiana

2. Aumentar a proporção de Hoosiers não expostos ao fumo passivo

3. Diminuir as taxas de tabagismo nos adultos do Indiana

4. Manter as infra-estruturas estatais e locais necessárias para reduzir as taxas de consumo de tabaco e, assim, tornar o Indiana competitivo em termos económicos.

A equipa do ITPC iniciou o processo de planeamento na primavera de 2008 com uma análise ambiental dos planos estatais de saúde existentes que incluem uma componente de prevenção e cessação do tabagismo.

Foram realizados grupos de discussão e entrevistas com informadores-chave a nível nacional, estatal e local. Estas entrevistas incluíram organizações estaduais e regionais de controlo do tabaco, especialistas em controlo do tabaco, administradores de organizações de cuidados de saúde públicas e privadas, representantes de coligações comunitárias afiliadas ao ITPC e grandes empregadores em todo o estado. Organizações nacionais, incluindo o CDC e a empresa contratada para a avaliação do ITPC, a RTI, forneceram conselhos sobre a definição de prioridades e o aperfeiçoamento contínuo dos objectivos do programa.

Em setembro de 2008, as estratégias de cada uma das componentes do CDC Best Practices for Comprehensive Tobacco Control, da investigação nacional e estatal e dos principais parceiros estatais foram alinhadas com as áreas prioritárias do ITPC. O Conselho de Administração aprovou a consolidação das seis prioridades em quatro e adoptou os objectivos do plano em novembro de 2008. O pessoal do ITPC e as organizações parceiras delinearam uma lista de tácticas para cada área prioritária e procuraram obter contributos dos coordenadores das coligações afiliadas ao ITPC para concentrar a lista de actividades eficazes. Em dezembro de 2008, o pessoal do ITPC analisou a forma atual do plano com organizações não governamentais e agências estatais para obter apoio e colaboração. Prevê-se que esta lista de parceiros colaboradores cresça ao longo de 2009 e até 2015.

PARCEIROS DE COLABORAÇÃO NO PLANEAMENTO

- Sociedade Americana do Cancro
- Associação Americana de Diabetes
- Associação Americana do Coração

- Associação Americana do Pulmão
- ASPIN
- Campanha para Crianças Livres de Tabaco
- Parceiros de saúde da Clarian
- Divisão do Envelhecimento - Administração dos Serviços Familiares e Sociais
- Divisão de Saúde Mental - Administração dos Serviços Familiares e Sociais
- Coligação de Fé e Saúde de Hoosier
- Academia de Médicos de Família de Indiana
- Aliança do Indiana para a Promoção da Saúde
- Indiana Cancer Consortium
- Exposição Negra de Indiana
- Indiana Collaborative for Healthier Rural Communities (Colaboração do Indiana para comunidades rurais mais saudáveis)
- Associação Hospitalar e de Saúde de Indiana
- Coligação Conjunta da Asma do Indiana
- Instituto Latino de Indiana
- Fundação de Saúde Mental de Indiana
- Coligação de Saúde das Minorias do Indiana
- Associação de Saúde Rural de Indiana
- Departamento de Saúde do Estado de Indiana
- Associação Médica do Estado de Indiana

- Instituto para Adolescentes de Indiana
- MDWISE - Aliança para a Saúde
- Mental Health America of Indiana
- IN Forma Indiana
- 85 ITPC Coalizões comunitárias locais
- 13 Agências parceiras do ITPC a nível estatal
- 6 Polos de Juventude do ITPC VOICE

ESTRUTURA DO PROGRAMA COMUNITÁRIO

O Indiana tem sido reconhecido a nível nacional pelo seu programa baseado na comunidade que incorpora programas para as minorias, escolas, cessação, jovens, formação e programas a nível estatal numa categoria ampla.

As coligações comunitárias tornaram-se forças fortes e influentes no movimento de controlo do tabaco a nível estatal. O seu trabalho nas comunidades locais é vital para o sucesso do programa estatal, e o ITPC está empenhado nestes programas comunitários locais, fornecendo formação, assistência técnica e recursos. Existem 2.250 organizações a trabalhar no controlo do tabaco através da rede do ITPC de 85 parceiros comunitários e 13 parceiros de minorias no Indiana.

FINANCIAMENTO DA LUTA ANTITABACO

A investigação sugere que programas de controlo do tabaco bem financiados, combinados com políticas fortes de controlo do tabaco, aumentam as taxas de cessação. As taxas de abandono em comunidades que sofreram intervenções políticas e programáticas foram superiores às taxas de abandono em comunidades que apenas sofreram intervenções políticas, tais como impostos elevados sobre os cigarros e políticas de ar sem fumo. Por conseguinte, os programas estatais de controlo do tabaco têm um efeito que vai além de uma política forte.

O nível de financiamento anual recomendado pelo CDC para o Indiana é de 78,8 milhões de dólares para implementar com intensidade suficiente os componentes baseados em provas de um programa abrangente de controlo do tabaco.

A ITPC recebeu um aumento de 50% no financiamento para o exercício de 2008-2009. A ITPC recebeu um orçamento anual de 16,2 milhões de dólares no SFY 2009. O aumento do financiamento neste biénio destinou-se a:

• Prestar serviços aos utilizadores de tabaco através da Indiana Tobacco Quitline.

• Desenvolver a capacidade dos estabelecimentos locais de cuidados de saúde para implementar mudanças nos sistemas de cessação; por conseguinte, foi concedido financiamento sob a forma de subvenções suplementares para a cessação de atividade aos parceiros locais do ITPC baseados na comunidade e nas minorias.

• Aumentar a capacidade dos sistemas de cuidados de saúde para fornecer tratamento do tabagismo. O ITPC financiou bolsas de cessação de fumar a nível estatal para facilitar a formação e apoiar as mudanças de política no âmbito dos cuidados de saúde.

Em geral, este maior investimento no controlo do tabaco significou mais serviços para ajudar os habitantes do Hoos a deixar de fumar.

No ano fiscal de 2009, mais de 21 000 hoosiers foram ajudados pela Indiana Tobacco Quitline, o que representa um aumento de 230% nas chamadas em relação ao ano anterior e um aumento de 600% em relação ao ano fiscal de 2007. Apesar destes ganhos e do aumento do acesso à ajuda aos Hoosiers para deixarem de fumar, o financiamento do orçamento do ITPC no SFY 2010-2011 foi reduzido para $10,85 milhões, uma queda de 33 por cento. Esta redução terá um grande impacto na capacidade de satisfazer a procura de serviços da Indiana Tobacco Quitline e na capacidade de as coligações comunitárias locais continuarem em todos os condados do Indiana.

NOVAS OPORTUNIDADES NO CONTROLO DO TABACO

A luta antitabaco é um domínio em constante evolução e novas políticas são constantemente aprovadas.

As actualizações destas áreas-chave podem ser consultadas no relatório anual do ITPC.

Regulamentação dos produtos do tabaco

Os desafios criados pela comercialização de outros produtos de tabaco pela indústria do tabaco são sintomáticos de uma questão muito mais ampla relacionada à falta de regulamentação de produtos de tabaco mortais que estão sendo vendidos aos Hoosiers. Na sua publicação de 2007, *Ending the Tobacco Problem: A Blueprint for the Nation* (2007), o Instituto de Medicina recomenda que o Congresso trabalhe para proteger a saúde pública conferindo à Food and Drug Administration (FDA) uma ampla autoridade reguladora sobre o fabrico, a distribuição, a comercialização e o consumo de produtos do tabaco. Embora esta eventual ação venha a transformar o controlo do tabaco a longo prazo, o Indiana não pode simplesmente esperar que a legislação federal se concretize para tomar medidas. Existem oportunidades poderosas para fazer avançar a regulamentação dos produtos do tabaco, tanto a nível estatal como local, oportunidades que o ITPC deve aproveitar para se manter à frente das tácticas cada vez mais agressivas da indústria do tabaco.

Em 22 de junho de 2009, o Presidente Barack Obama assinou a Lei de Prevenção do Tabagismo e Controlo do Tabagismo na Família.

Esta legislação histórica confere autoridade para regulamentar os produtos do tabaco à U.S. Food and Drug Administration. Esta legislação irá:

• Restringir a publicidade e a promoção do tabaco, especialmente junto das crianças.

• Acabar com a venda ilegal de produtos do tabaco a crianças.

• Proibir os cigarros com sabor a rebuçados e a fruta.

• Exigir advertências de saúde grandes e gráficas que cubram a metade superior da frente e do verso dos maços de cigarros.

• Proibir alegações de saúde enganosas, como "light" e "baixo teor de alcatrão".

• Regulamentar rigorosamente as alegações de saúde sobre os produtos do tabaco para garantir que sejam cientificamente comprovadas e não desencorajem os actuais consumidores de tabaco a deixar de fumar ou incentivem novos consumidores a começar.

• Exigir que as empresas de tabaco divulguem o conteúdo dos produtos do tabaco, bem como as alterações nos produtos e a investigação sobre os seus efeitos na saúde.

• Dar poderes à FDA para exigir alterações nos produtos do tabaco, tais como a remoção ou redução de ingredientes nocivos ou a redução dos níveis de nicotina.

• Financiar integralmente as novas responsabilidades da FDA relacionadas com o tabaco através de uma taxa de utilização cobrada às empresas tabaqueiras, de modo a que não sejam retirados recursos ao trabalho atual da FDA.

Reforma nacional da saúde

Em 2009, o movimento para a reforma nacional da saúde explodiu. A prevenção tem de ser uma parte essencial de qualquer reforma a efetuar. Os programas baseados na população fornecem recursos a toda a comunidade e está provado que têm um impacto mais positivo na saúde do que as intervenções individuais isoladas. Estes programas podem visar as causas profundas das doenças, das incapacidades e das disparidades no domínio da saúde e podem ajudar a valorizar o nosso dinheiro para a saúde.

O consumo de tabaco, se não for controlado, causará quase de certeza danos incomensuráveis à saúde física das crianças e dos adultos, prejudicando simultaneamente a saúde fiscal do nosso país. Os dados sobre a mortalidade mostram claramente que o consumo de tabaco e a obesidade são as duas principais causas de morte relacionadas com doenças entre os adultos nos Estados Unidos atualmente. A boa notícia é que a maioria destas mortes e os custos de saúde resultantes do tratamento são evitáveis se forem tomadas medidas positivas e imediatas.

Tal como se conclui no relatório de 2006 do U.S. Surgeon General sobre as consequências do tabaco para a saúde

Há muito tempo que se sabe que fumar prejudica quase todos os órgãos do corpo, causando muitas doenças e reduzindo a saúde dos fumadores em geral. Estima-se que os efeitos adversos do consumo de cigarros na saúde sejam responsáveis por 438 000 mortes, ou seja, quase uma em cada cinco mortes por ano nos Estados Unidos. Além disso, as pessoas que começam a fumar na adolescência e na idade adulta jovem morrem 20 a 25 anos mais cedo do que as que nunca fumaram, perdendo assim alguns dos anos mais produtivos das suas vidas.

Para evitar estes efeitos desnecessários para a saúde, bem como a perda de produtividade e a morte prematura, é imperativo que os governos federal, estatal e local continuem a trabalhar para prevenir o consumo de tabaco entre os jovens. Estratégias como as que são delineadas no plano de 2015 são fundamentais.

Os programas de controlo do tabaco estão no centro das recomendações de saúde pública para a reforma nacional da saúde, uma vez que a recomendação número um é investir em programas de prevenção, educação e sensibilização baseados na população e na comunidade, que comprovadamente previnem doenças e lesões e melhoram os determinantes sociais da saúde. O controlo do tabaco tem por trás anos de investigação baseada em provas. Sabemos o que funciona.

NOVOS DESAFIOS PARA O CONTROLO DO TABACO

A luta antitabaco é um domínio em constante evolução e novas políticas são constantemente aprovadas.

As actualizações destas áreas-chave podem ser consultadas no relatório anual do ITPC.

Outros produtos do tabaco (OTP)

A partir de julho de 2007, a RJ Reynolds introduziu o Camel Snus no centro de Indiana como uma das sete cidades a receber o produto. A Philip Morris seguiu-se-lhe em março de 2008 e lançou o Marlboro Snus no mercado de Indianápolis. O Tourney Snus (Vetor Group Ltd de Liggett) e o Grand Prix (Vetor Group Ltd de Liggett) também estão a ser comercializados aqui. Embora a região central do Indiana tenha sido o foco destes mercados de ensaio, a vigilância contínua da comercialização e das vendas dos produtos indica que estes produtos estão a deslocar-se para mais longe no estado.

A introdução de produtos de snus é particularmente preocupante para os empregadores do Indiana que gastaram recursos consideráveis para motivar os fumadores a deixarem de fumar. Os produtos Snus são comercializados como uma alternativa para os fumadores quando não podem fumar, conduzindo assim a um duplo consumo de tabaco. Por conseguinte, os esforços dos empregadores para reduzir a percentagem de trabalhadores que fumam tabaco são prejudicados.

Em 2009, a R.J. Reynolds introduziu produtos de tabaco dissolvíveis na zona central de Indiana.

Estes produtos, denominados "dissolvíveis", são tabaco sem combustão que pode ser dissolvido na boca. Assemelham-se a pastilhas para o hálito, tiras para o hálito e palitos de dentes. Estes produtos só estão a ser testados em três cidades dos EUA. Os potenciais danos causados por estes produtos são muito preocupantes e levaram o Indiana Poison Center a emitir um aviso aos pais e aos prestadores de cuidados de saúde sobre os potenciais impactos na saúde de uma criança que ingira este produto.

Mudança dos Sistemas de Cessação

Verificou-se um enorme crescimento na base de investigação das melhores práticas para um controlo abrangente do tabaco, cujos esforços foram orientados pela atualização do guia do Serviço de Saúde Pública (PHS), *Treating Tobacco Use and Dependence. Clinical Practice Guideline* (2008). A diretriz sublinha que, para reduzir eficazmente os efeitos do tabaco na saúde, são necessárias mudanças abrangentes no sistema de cuidados de saúde a nível estatal, incluindo serviços de linhas de apoio para deixar de fumar, uma cobertura abrangente dos seguros para o tratamento e as intervenções farmacológicas, bem como a promoção e o encaminhamento para serviços em toda a estrutura dos serviços de saúde. No entanto, a implementação destas diretrizes no contexto clínico é um desafio, uma vez que os procedimentos e as políticas devem ser alterados para que esta intervenção seja verdadeiramente eficaz. Estas alterações, quando implementadas nas comunidades locais, aumentam a utilização de tratamentos comprovados e diminuem a prevalência do tabagismo.

ÁREAS PRIORITÁRIAS

O Plano Estratégico de Controlo do Tabaco do Indiana de 2015 inclui quatro áreas prioritárias. Esta secção descreve os fundamentos em que se baseia o trabalho do ITPC em cada área prioritária, descreve os objectivos a curto, médio e longo prazo que serão utilizados para acompanhar o progresso no sentido da concretização de cada área prioritária e especifica as estratégias e tácticas que serão utilizadas pelo ITPC e pelos seus parceiros para atingir cada objetivo. Os resultados do programa são retirados das estratégias recomendadas pelas Melhores Práticas para o Controlo do Tabaco dos Centros de Controlo e Prevenção de Doenças (CDC) como eficazes para prevenir e reduzir o consumo de tabaco.

Os principais objectivos a curto, médio e longo prazo, bem como as populações-alvo, são identificados em cada área prioritária e serão medidos a nível estatal.

1. Diminuir as taxas de tabagismo entre os jovens do Indiana
2. Aumentar a proporção de Hoosiers não expostos ao fumo passivo
3. Diminuir as taxas de tabagismo nos adultos do Indiana
4. Manter as infra-estruturas estatais e locais necessárias para reduzir as taxas de consumo de tabaco e, assim, tornar o Indiana competitivo em termos económicos.

Os dados de base e de tendência para os objectivos escritos em cada área prioritária podem ser encontrados no quadro detalhado após a descrição de cada área prioritária. Algumas medidas não têm fontes de dados identificadas. Os dados e os objectivos para os anos seguintes serão definidos quando os dados estiverem disponíveis. Estes quadros serão actualizados anualmente e divulgados no relatório anual do ITPC e nos relatórios de avaliação do centro de coordenação da avaliação e investigação do ITPC.

CONCLUSÃO

É fundamental recordar que todos os produtos do tabaco podem ser mortais e causar dependência, independentemente da sua forma ou disfarce. As mulheres e as raparigas estão a começar a seguir a mesma trajetória de iniciação ao tabagismo que os homens, com padrões variáveis em função do estatuto sociocultural e económico. Todos os utilizadores de tabaco correm o risco de aumentar a morbilidade e a mortalidade. No entanto, as mulheres enfrentam desafios únicos, como uma maior dificuldade em deixar de fumar e diferenças nos riscos para a saúde relacionados com o tabaco, incluindo o metabolismo da nicotina, problemas de peso, osteoporose e maior risco de fratura, menopausa precoce e efeitos na saúde sexual e reprodutiva.

A nicotina é uma droga poderosa que preenche todos os critérios estabelecidos para uma droga que produz dependência - especificamente, dependência e abstinência. A nicotina é tão viciante como a heroína e a cocaína, e tem os efeitos paradoxais de ser um estimulante e um depressor. Nenhuma outra droga se dosa com uma frequência tão elevada: um fumador que fume um maço por dia durante 14 anos terá mais de 1 milhão de oportunidades de dosagem.

Apesar dos crescentes esforços globais para controlar o consumo de tabaco, este continua a ser um vício comum, com mais de mil milhões de fumadores no mundo - cerca de 40% dos homens e 10% das mulheres. Consequentemente, a exposição ao fumo passivo, uma causa conhecida de morbilidade e mortalidade prematura, é generalizada, ocorrendo sempre que as pessoas passam tempo na presença de fumadores. Na revista The Lancet, Mattias Oberg e colegas apresentam as primeiras estimativas sobre a extensão da exposição ao fumo passivo a nível mundial em 2004 e o peso da doença e da morte prematura que lhe está associada. Estas estimativas reforçam ainda mais a base factual que apoia a expansão e a aplicação de leis antitabágicas abrangentes. Os investigadores utilizaram avaliações de risco comparativas padrão, que têm a sua origem na abordagem proposta em 1953 por Levin para estimar a proporção de casos de cancro do pulmão causados pelo consumo de cigarros. Oberg e os seus colegas concluíram que cerca de 1-0% da mortalidade mundial é atribuível ao fumo passivo, e que o maior peso (61%) da morbilidade é infligido às crianças. As conclusões oficiais, que datam de meados da década de 1980, de que a exposição ao fumo passivo causa morbilidade e mortalidade prematura, motivaram políticas e leis antitabaco em todo o mundo. O movimento antitabágico começou a nível local, mas agora estende-se a todo o mundo. O primeiro tratado de saúde pública da OMS, a Convenção-Quadro para o Controlo do Tabaco (FCTC), vincula legalmente todas as nações que o ratificam a implementar medidas eficazes para proteger as pessoas dessa exposição, na medida em que o possam fazer a nível nacional. Desde a adoção da FCTC, mais de 60 países iniciaram campanhas para a adoção de leis antitabaco e mais de 17 países têm agora uma lei nacional que exige que todos os locais de trabalho e locais públicos sejam livres de fumo. Apesar das provas de que tais regulamentos funcionam com poucos ou nenhuns encargos económicos e que reduzem o tabagismo, grande parte da população mundial continua a viver em comunidades não abrangidas por regulamentos 100% livres de fumo. A indústria do tabaco continua a tentar retardar o progresso no sentido de cumprir os requisitos do artigo 8º da FCTC, que aborda o tabagismo passivo. Estas novas estimativas sublinham a necessidade de avançar rapidamente com as condições do artigo 8º. As estimativas apontam também para uma lacuna crucial nas estratégias regulamentares e legais, que não conseguem chegar às casas, o principal local de exposição das mulheres e crianças. Embora a mudança de normas sociais que advém das leis antitabágicas possa chegar aos lares, são necessárias iniciativas alargadas para motivar as famílias a adoptarem as suas próprias políticas para reduzir a exposição ao fumo passivo em casa. Em alguns países, os lares sem fumo estão a tornar-se a norma, mas estão longe de ser universais. Num estudo realizado em 31 países de três continentes, verificámos que 88% dos pais que fumavam o faziam em casa e que mais de 80% fumavam perto dos filhos. O facto de os pais fumarem duplicou o nível de nicotina no cabelo dos seus filhos. Uma vez que não é possível impor casas sem fumo, a educação dos pais é fundamental para proteger as crianças; os prestadores de cuidados de saúde devem motivar os pais a protegerem os seus filhos, começando com os cuidados pré-natais e continuando durante a infância. As doenças causadas pela exposição ao fumo passivo, tais como as infecções agudas do trato respiratório inferior e a exacerbação da asma, representam momentos de aprendizagem para enfatizar a necessidade de uma habitação sem fumo. O perfil global da exposição ao fumo passivo e da carga de doença destacado por Oberg e colegas reitera a necessidade crucial de capacitar as mulheres para o controlo do tabaco, o tema do Dia Mundial sem Tabaco em 2010. De acordo com as tendências actuais, as mulheres irão sentir cada vez mais os perigos do fumo passivo, especialmente em países onde as taxas de tabagismo estão a aumentar nos homens. No entanto, se forem capacitadas, as mulheres podem desempenhar um papel fundamental na sua própria proteção, na dos seus filhos e na de outros membros da família contra esta exposição. São necessários programas de educação para a saúde sensíveis ao género e as mulheres têm de ser mais encorajadas a participar em todos os aspectos do controlo do tabaco a nível local e global para garantir que as suas perspectivas e direitos são incorporados no movimento. Capacitar as mulheres para assumirem um papel de liderança mais ativo na proteção da sua saúde e da saúde das suas famílias é crucial não só para o controlo do tabaco, mas também para todos os esforços destinados a melhorar a saúde e a promover o desenvolvimento em todo o mundo. São bem conhecidas as incertezas nas estimativas do peso da doença. No entanto, é inquestionável que os 1 a 2 mil milhões de fumadores no mundo expõem milhares de milhões de não fumadores ao fumo passivo, um poluente do ar em recintos fechados que provoca doenças. Poucas fontes de poluição do ar em recintos fechados podem ser completamente eliminadas. No entanto, o tabagismo em recintos fechados pode ser eliminado - com benefícios substanciais, como demonstrado por este novo conjunto de estimativas.

Os efeitos deletérios do tabagismo ativo não são estranhos aos indivíduos que são fumadores activos ou passivos. Conhecendo os resultados da exposição ambiental ao fumo do tabaco, se o fumador ativo continuar a deixar as preciosas vidas dele e dos membros da sua família nas mãos do demónio chamado tabaco, torna-se então dever dos fumadores passivos motivar os fumadores activos e convencê-los a seguir um aconselhamento adequado de qualquer médico especializado em ajudar os fumadores activos a livrarem-se deste hábito fatal. E se houver uma grande ajuda e apoio da família que deseja deixar de fumar, então o diabo pode ser completamente excluído das suas vidas.

A investigação mostra que se deixar de fumar até aos 30 anos, a sua saúde pode tornar-se quase tão boa como a de um não fumador. Em qualquer idade, quanto mais cedo deixar de fumar, mais cedo o seu corpo pode começar a curar-se.

O passo mais importante para melhorar a sua saúde é deixar de fumar. Depende de si. Agora é a altura certa.

Porque é que é tão importante deixar de fumar .... e porque é que é importante deixar de fumar agora.

REFERÊNCIAS

1. Oberg M, Jaakkola MS, Woodward A, Peruga A, Pruss-Ustun A.

Carga Mundial de Doença decorrente da exposição ao Fumo em Segunda Mão: ARetrospective Analysis of Data from 192 countries. Publicado online em 26 de novembro de 2010. DOI:10.1016/S0140-6736(10)61388-8. Disponível em: URL:

http://www.who.int/quantifyingehimpacts/publications/smoking.pdf

2. Celermajer DS, Adams MR, Clarkson P, Robinson J, McCredie R, Donald A, Deanfield JE. Passive Smoking and Impaired Endothelial- Dependant Arterial Dialatation in Healthy Young Adults (Fumo Passivo e Diálise Arterial Dependente do Endotélio Prejudicada em Jovens Adultos Saudáveis). The New England Journal of Medicine 1996: 334(3):150-54.

3. He J, Vupputuri S, Allen K, Prerost MR, Hughes J, Whelton PK. Passive Smoking and the Risk of Coronary Heart Disease - A Meta-Analysis of Epidemiologic Studies (Fumo Passivo e o Risco de Doença Cardíaca Coronária - Uma Meta-Análise de Estudos Epidemiológicos). The New England Journal of Medicine 1999; 340(21):920-26.

4. Novak K, [Online: 2007, June 27] [citado 2015 July 10] [1049-1051] disponível em: URL: http://www.nature.com/nature/journal/v447/n7148/full/4471049a.html

5. Srivastava R, Biham, Jyoti B, Gupta A. various Modalities Towards Nicotine De-addiction : A Review. Jornal de Medicina Dentária. 2014; 3(1):42-46.

6. Tabagismo Passivo [Em linha] [citado 2015 julho 10]. Disponível em: URL: http://www.cancerresearchuk.org/about-cancer/causes-of- cancer/smoking-and-cancer/passive-smoking

7. Murphy TD. Passive Smoking and Lung Disease (Fumo Passivo e Doença Pulmonar). Medscape. [Online] [updated 2004 Dec 02] [cited 2015 July 10] available from: URL: http://emedicine.medscape.com/article/1005579-overview

8. Tabagismo passivo. Canal Saúde Melhor. [Online] [citado: 2015 set 22] [atualizado: 2015 set 21] disponível em: URL:

http://www.betterhealth.vic.gov.au/bhcv2/bhcarticles.nsf/pages/passive_s moking

9. Bonita R, Dunean J, Truelsen T, Jackson RT, Baeglehole R. Passive Smoking as well as active smoking increases the risk of acute stroke. Tobacco Control 1999;8:156-60. Disponível em: URL:http://tobaccocontrol.bmj.com/

10. Hirayama T. As esposas não fumadoras de grandes fumadores têm um risco mais elevado de cancro do pulmão: A Study from Japan. British Medical Journal 1981; 282: 183-85. Boletim da Organização Mundial de Saúde, 2000,78(7):940-42.

11. Factos sobre o fumo passivo (SHS). Centro de Controlo e Prevenção de Doenças. Disponível em: URL: http://www.cdc.gov/tobacco/datastatistics/fact sheets/secondhands moke/general facts/

12. Passive Smoking [Online] [cited 2015 June 15] Disponível em: URL: https://en.wikipedia. org/wiki/Passivesmoking

13. Tabagismo ativo e passivo [Em linha] [citado 2015 Set 10]. Disponível em: URL: http://www.greenfacts.org/en/tobacco/

1 4.Smoking in India [Online] [cited 2015 Sep 10]. Disponível em: URL: https://en.wikipedia. org/wiki/SmokinginIndiahttps://en.wikipedia.org/wiki/Smoking in India

15. Lei dos Cigarros e Outros Produtos do Tabaco. [Online] [cited 2015 Sep 15]. Disponível em: URL: https://en.wikipedia. org/wiki/Cigarettes and Other Tobacco Products Act

16. Chemistry and Toxicology of Cigarette Smoke and Biomarkers of Exposure and Harm [Química e toxicologia do fumo do cigarro e biomarcadores de exposição e danos]. [Online][cited 2015 Sep 16]. Disponível em: URL: http://www. ncbi. nlm. nih.gov/books/NBK53017/pdf/Bookshelf NBK53017 .pdf

17.Is passive smoking harmful. [Online] [citado 2015 set 16]. Disponível em: URL: http://www.nhs.uk/chq/ pages/2289.aspx?categoryid=53&

18. fumar na Índia. [Online] [cited 2015 Sep 16]. Disponível em: URL: https://en.wikipedia. org/wiki/SmokinginIndia

19.Smoking. [Online] [cited 2015 Sep 16]. Disponível em: URL: https://en.wikipedia. org/wiki/Smoking

20. algumas das substâncias químicas presentes no fumo do cigarro. [Online] [cited 2015 Sep 16]. Disponível em: URL: http://www. sbctc. org/pdf/studentguide.pdf

21. Factos científicos sobre o tabaco: tabagismo ativo e passivo. [Online] [cited 2015 Sep 16]. Disponível em: URL: http://www .greenfacts.org/

22. A Report of the Surgeon General How Tobacco Smoke Causes Disease [Online] [cited 2015 Sep 16]. Disponível em: URL: http://www.cdc.gov/tobacco/data_statistics/sgr/2010/consumer_booklet/pdfs/con sumer.pdf

23. Ann McNeill, Jonathan Foulds, Clive Bates. Regulation of Nicotine Replacement Therapies (NRT) A critique of current practice (Regulamentação das terapias de substituição da nicotina). Addiction 96: 1757-1768 (dezembro de 2001)

24. Dependência à Nicotina. [Online] [citado 2015 Set 16] disponível em: URL: http://www.who.int/tobacco/publications/gender/en_tfi_gender_women_a ddiction_nicotine.pdf

25. Efeitos e dependência da nicotina. Monografia de Controlo do Tabagismo e do Tabaco n.º 2. [Em linha] [citado 2015 Set 16] Disponível em: URL: http://cancercontrol.cancer.gov/brp/tcrb/monographs/2/m2 4.pdf

26. Substituição da nicotina. Tackling tobacco: action on smoking and disadvantages. [Em linha] [citado 2015 Set 16] Disponível em: URL: http://www.cancercouncil.com. au/wp- content/uploads/2011/11/Tackling Tobacco Autumn1997.pdf

27. Consumo de tabaco na Índia: An evil with many faces. [Em linha] [citado 2015 Set16] Disponível em: URL: http://www.cpaaindia.org/infocentre/acs/eng/Tobacco%20Abuse.pdf

28. Tipos de produtos do tabaco. [Em linha] [citado 2015 Set 16] Disponível em: URL: http://www.ct.gov/dph/lib/dph/hems/tobacco/tobacco products.pdf

29. Terapia de substituição da nicotina: autoridade sanitária da ilha de vancouver. [Em linha] [citado 2015 Set16] Disponível em: URL: http://www.viha.ca/NR/rdonlyres/7720F401-9AE9-4CD3 -B0A9-2DC12EB946C3/0/NicotineReplacementTherapyprintversion.pdf

30. Gravidez, deixar de fumar e terapia de substituição da nicotina: Stopping Smoking. [Online] [citado 2015 Set 16] Disponível em: URL: http://www. quit.org. au/downloads/resource/facts-evidence/pregnancy- quitting-smoking-nrt-products.pdf

3 1 .Terapia de substituição da nicotina. [Em linha] [citado 2015 Set 16] Disponível em: URL: www.FHSHealth.org/Health Education.aspx

32. Nicotina e dependência: ação sobre o tabagismo e a saúde: ficha informativa. [Em linha] [citado 2015 Set 16] Disponível em: URL: www.ash.org.uk

33. O programa de intervenção breve sobre o tabaco: Teste de Fagerstrom para a dependência da nicotina. [Em linha] [Consultado em 16 de setembro de 2016] Disponível em: URL: http://ndri. curtin.edu.au/btitp/documents/Fagerstrom test.pdf

34. Mais ingredientes num cigarro. [Online] [cited 2015 Sep 16] Disponível em: URL: http://www. tricountycessation.org/tobaccofacts/Cigarette- Ingredients. html

35. Adesivos cutâneos de nicotina. Centro Médico da Universidade de Pittsburgh. [Online] [citado 2016 Set 16] Disponível em: URL: https://medicine.mc.vanderbilt. edu/sites/defaultfiles/images/housestaff/ni cotine patches.pdf

36.Indiana Tobacco Control [Online] [citado 2015 Set 16] Disponível em: URL: www.in.gov/isdh/tpc/files/IN_2015_Tobacco_Control_Strategic_Plan.pdf

37. Government of India Notification on Anti-Smoking Act [Online][cited 2015 Sep 16] Disponível em: URL: www.keralahostelsassoviation.com/anti-smoking-act. pdf

38. Proteger as pessoas do fumo do tabaco [em linha] [citado em 16 de setembro de 2016]

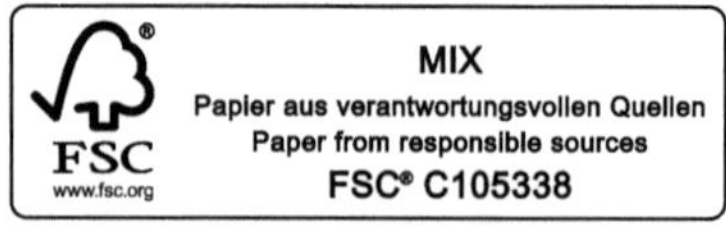

Printed by Books on Demand GmbH, Norderstedt / Germany